Taping in der Schwangerschaft

Die Deutsche Nationalbibliothek verzeichnet diese Publikation in der Deutschen Nationalbibliografie; detaillierte bibliografische Daten sind im Internet über *http://dnb.d-nb.de* abrufbar.

Anschrift des Verlags:
KVM – Der Medizinverlag
Dr. Kolster Verlags-GmbH
Ifenpfad 2–4, 12107 Berlin

Autorenkontakt:
r.kreutzer@gmx.de

Wichtige Hinweise:
Jede Schwangerschaft ist individuell. Bitte besprechen Sie vorab mit Ihrer Hebamme oder Ihrer Ärztin, ob Tapeanlagen, besonders am Becken und am Bauch, für Sie geeignet sind. Sollten Sie sich mit einem Tape unwohl fühlen, so entfernen Sie es wieder.

www.kvm-medizinverlag.de

1. Auflage 2018

Lektorat: Renate Mannaa, Berlin
Fotos: Martin Kreutter, Marburg
Layout und Satz: David Kühn, Berlin
Gesamtproduktion: KVM – Der Medizinverlag, Berlin
Druck: GZH d.o.o. (www.gzh.hr), Zagreb
Printed in Croatia

ISBN: 978-3-86867-413-2

Roland Kreutzer

Taping in der Schwangerschaft

Tapeanwendungen bei typischen Beschwerdebildern während der Schwangerschaft und nach der Entbindung

KVM – DER MEDIZINVERLAG

Der Autor

Roland Kreutzer

geboren 1966 in Gummersbach, ist seit 1991 Physiotherapeut. Er ist Instruktor für die Brügger-Therapie, Manualtherapeut und aktiver Kursleiter für Senso-Tape-Kurse. Seit 1992 ist er an der Philipps-Universität Marburg tätig – als Physiotherapeut und ab 2005 als Dozent im Master- und Bachelor-Studiengang Physiotherapie.

Darüber hinaus arbeitet Roland Kreutzer als Physiotherapeut in Marburg und ist freier Mitarbeiter des KVM-Verlags, Berlin. In dieser Zusammenarbeit wurden bereits mehrere Fachbücher in den Bereichen Medizin und Physiotherapie veröffentlicht, bei denen er als Autor mitwirkte.

Roland Kreutzer ist Vater einer Tochter und in seiner Freizeit begeisterter Radfahrer, Schwimmer und Läufer.

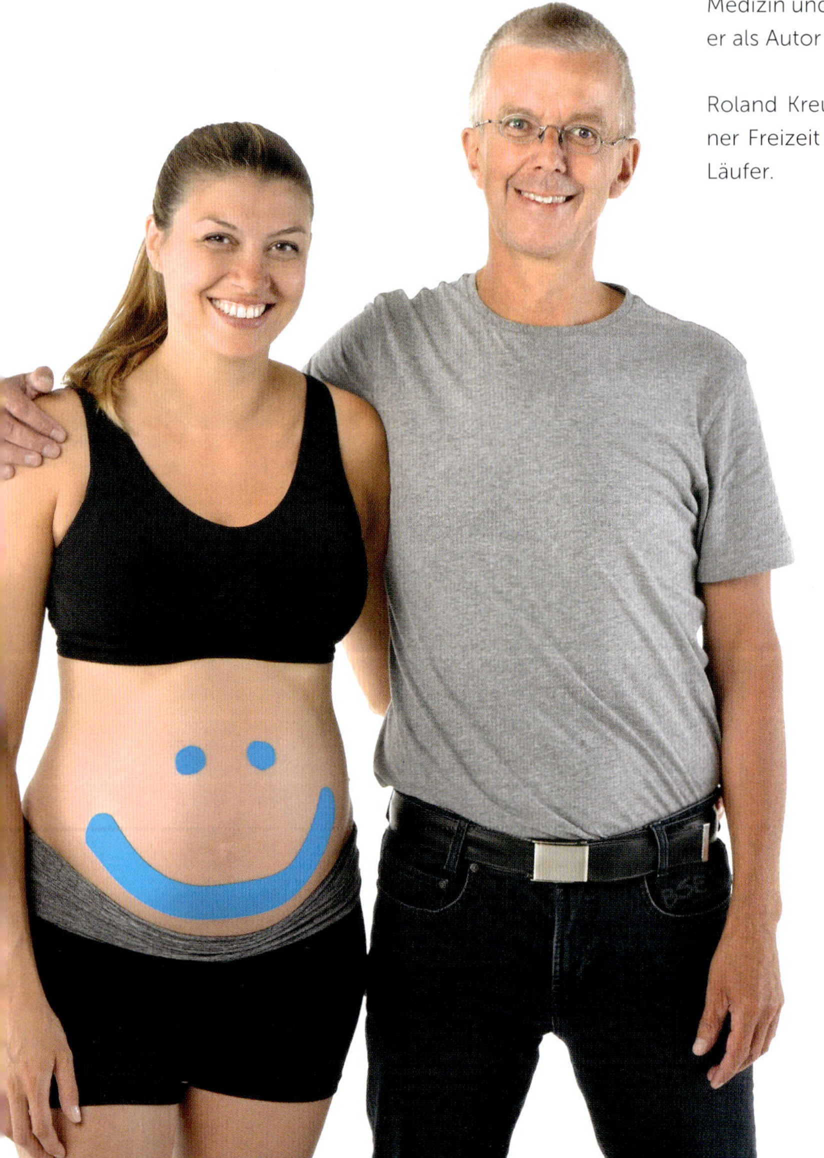

Vorwort

Liebe Leserinnen, liebe Leser,

die Schwangerschaft ist eine sehr besondere Zeit im Leben, die mit vielen Emotionen verbunden ist. Große Vorfreude auf das Kind, aber auch Ängste, da man nichts falsch machen möchte, was Mutter oder Kind schädigen könnte!

Während der Schwangerschaft treten typische Veränderungen im Körper auf: Gewichtszunahme, Veränderung der Statik, Wassereinlagerungen oder eine veränderte hormonelle Lage gehören zu typischen Beschwerden, die dieser besonderen Situation geschuldet sind! Verspannungen im Nacken, Rückenschmerzen oder einschlafende Finger sind nur wenige Beispiele, die auftreten können. Eine medikamentöse Behandlung ist in der Regel nicht angebracht, da sie negative Auswirkungen auf das Kind haben könnte.

In diesem Buch möchten wir nicht nur die sanften und wirkstofffreien Möglichkeiten des bunten Tapes erläutern, sondern auch bei jeder Tapeanlage auf die Ursachen Ihrer Beschwerden während der Schwangerschaft eingehen. So werden bei jeder Tapeanlage mögliche Ursachen erläutert, die Tapeanlage Schritt für Schritt erklärt, in Bilderserien dargestellt und abschließend eine Eigenübung gezeigt, wie Sie Ihr aktuelles Beschwerdebild, neben dem Tapen, aktiv behandeln können. Das hilft Ihnen, die Schmerzen schnellstmöglich zu lindern und vor allem für die Zeit während und nach der Schwangerschaft vorbeugend etwas zu tun.

Im Mittelpunkt soll jedoch das Tapen stehen: Im Grundlagenteil werden Ihnen die Wirkungsweise, die Farbenlehre und die verschiedenen Anlagetechniken exemplarisch erläutert. Im Praxisteil wird dieses Wissen am Muskel, Band, Gelenk oder bei einer Schwellung umgesetzt. Schritt für Schritt werden Sie an das »Selber-Tapen« herangeführt. Das hat den großen Vorteil, dass Sie sich in häuslicher Umgebung selber behandeln können! Logisch aufgebaute Bildserien und Erläuterungen führen Sie an die Eigentherapie heran. Schwer zugängliche Körperabschnitte wie den Rücken lassen Sie sich von Ihrem Partner oder Ihrer Hebamme tapen.

Das Buch ist für Schwangere und ihre Partner, aber auch für Hebammen konzipiert. Neben den Tapeanlagen bei den häufigsten Beschwerdebildern in der Schwangerschaft wird auf eine Eigentherapie durch aktive Eigenübungen eingegangen.

Somit können Sie sich schnell und effektiv selber behandeln (lassen) und sich gleichzeitig vorbeugend therapieren, um das Risiko zu verringern, dass Ihre Beschwerden wiederkehrend auftreten. Selbstverständlich bedarf jedes Handwerk der Übung! Aber lassen Sie sich nicht entmutigen, nach einigen Versuchen werden Sie sehen, dass Ihnen das Tape vertrauter wird und die Wirkung der wunderbaren Tapes wird Sie schlussendlich überzeugen! Natürlich können diese Tapes auch bei »Nichtschwangeren« angelegt werden!

Kein Buch entsteht ohne Menschen, die daran mitwirken und ihr Bestes geben. Ganz herzlich möchte ich mich bei David Kühn bedanken. Seine hervorragenden Ideen zum optischen Gesamtkonzept und das hervorragende Layout haben sehr dazu beigetragen, dass wir Ihnen, den Leserinnen, ein qualitativ hochwertiges Buch vorlegen können. Im Weiteren danke ich sehr Martin Kreutter, unserem Fotografen, Renate Mannaa, unserer Lektorin, und Bierthe Kreutzer, unserem Fotomodell nach der Entbindung, und unserem Verlagsleiter, Dr. Bernard C. Kolster!
Ein ganz besonderer Dank gilt zu guter Letzt natürlich unserem Fotomodell Sina Muttschall. Trotz ihrer fortgeschrittenen Schwangerschaft hat sie mit einer unfassbaren Gelassenheit, mit Humor, Ausdauer und Perfektion während der Fotoaufnahmen Außergewöhnliches geleistet, danke!

Allen Leserinnen und Lesern wünsche ich, dass sie Freude an diesem Buch haben und darin die erhoffte Hilfestellung zur Behandlung ihrer Beschwerden durch das »Selber-Tapen« finden!

Roland Kreutzer
Marburg im September 2018

Inhaltsverzeichnis

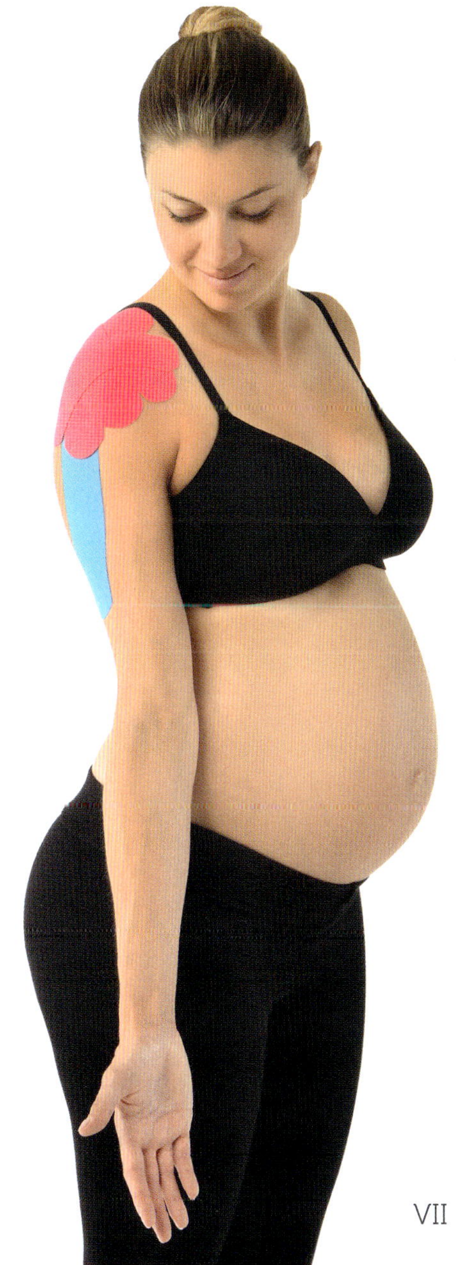

GRUNDLAGEN – Taping in der Schwangerschaft

Grundlagen

Wissenswertes über bunte und elastische Tapes

› Vorteile des Tapings in der Schwangerschaft

Die Schwangerschaft ist eine besondere Zeit, besondere Ereignisse stehen bevor! Man möchte die Zeit genießen und vor allem kein Risiko für die Mutter oder das Kind eingehen. Was ist also zu tun, wenn der Rücken schmerzt, Übelkeit plagt, die Beine geschwollen sind oder die Finger einschlafen?
Während der Schwangerschaft treten typische Veränderungen im Körper auf: Gewichtszunahme, Veränderung der Statik, Wassereinlagerungen oder eine veränderte hormonelle Lage können zu typischen Beschwerden führen, die dieser besonderen Situation geschuldet sind! Das Taping ist eine sanfte und vor allem medikamentenfreie Behandlung von Muskulatur, Sehnen, Bändern, Gelenken, dem Lymphsystem u.v.m. Mutter und Kind werden auf diese Weise unterstützt, um beschwerdefrei und ohne Risiko die Schwangerschaft genießen zu können.

Das Taping ist eine leicht zu erlernende Technik, sodass Sie sich selber oder von Ihrem Partner oder Ihrer Hebamme bei Bedarf schnell und effektiv behandeln (lassen) können. Eine medikamentöse Behandlung hingegen sollte stets mit der Hebamme oder der behandelnden Ärztin besprochen werden!

› Grundidee der Tapeanlage

Auch wenn das Tapen in den letzten Jahren mehr und mehr bekannt wurde – in Therapie und Sport ist es etabliert und nicht mehr wegzudenken –, so sollte man dennoch den Blick zurückwerfen auf die Grundidee des Tapens, seine Wirkungsweise und Einsatzmöglichkeiten.

Das Taping ist nicht mit dem klassischen Tapen zu verwechseln. Beim klassischen Tape werden Gelenke mit unelastischen Klebeverbänden stabilisiert. Das möchten wir nicht. Das Tape hat seine größte Wirkung, wenn sich die Anwenderin mit ihrer Tapeanlage nicht etwa ausruht und schont, sondern im Gegenteil, wenn sie sich bewegt!

In der Bezeichnung »Kinesiologisches Taping« steckt das Wort Kinesis und bedeutet Bewegung. Leben ist Bewegung. Bewegung und Beweglichkeit sind grundlegende Qualitäten des Menschen. Leider bewegen sich viele Menschen in der heutigen Zeit (auch vor der Schwangerschaft) viel zu wenig. Diese Bewegungsarmut führt dazu, dass die Muskulatur, die Gelenke, Bänder und Sehnen nicht mehr ausreichend »durchbewegt« werden. Gleichförmige Bewegungs- und Verhaltensmuster im Beruf und Alltag führen zu einer einseitigen Belastung und können zu Muskelverkürzungen, Gelenkschmerzen u. Ä. führen. Während der Schwangerschaft kann sich diese Situation noch verstärken, Gewichtszunahme, höhere Belastungen für Muskulatur, Sehnen, Bänder und Gelenke sowie Wassereinlagerungen können dazu führen, dass man (Frau) etwas bewegungsärmer wird und Beschwerdebilder entstehen.

Hier kann das Taping therapeutisch eingesetzt werden. Das Tape wird direkt auf die Haut geklebt. Die Haut besitzt sehr viele Rezeptoren, die durch das Tape aktiviert werden. Diese Rezeptoren haben nun eine Wirkung auf die gesamte Muskulatur, auf Bänder, Gelenke, Nerven, das Lymphsystem und die Durchblutung.

Über die Aktivierung der Rezeptoren kommt es zu einer Normalisierung des Muskeltonus, zur Durchblutungsförderung und einem schnelleren Abtransport von Schadstoffen. Somit werden die natürlichen Selbstheilungskräfte des Körpers aktiviert.

› Wie ist das Tape aufgebaut? Wie funktioniert es?

Das Tape ist ein selbstklebendes, elastisches Band. Es besteht aus einem 100%igen Baumwollstoff, der mit einer Klebebeschichtung auf der Rückseite versehen ist.

Das Tape ist in Längsrichtung um 30 bis 40 % seiner Länge dehnbar, in Querrichtung ist es nicht dehnbar. Durch diese Elastizität und eine spezielle Anlagetechnik ist es möglich und gewollt, dass das Tape die Rezeptoren der Haut stimuliert, der Anwender aber keine Bewegungseinschränkung verspürt! Das Tape ist antiallergisch und atmungsaktiv, sodass Hautirritationen selten auftreten. Zudem ist es recht wasserfest, sodass das Tape auch beim Schwimmen oder Duschen getragen werden kann. Treten keine Beschwerden oder Allergien (Juckreiz) auf, so kann das Tape bis zu einer Woche an Ort und Stellen gelassen werden.

Da das Tape elastisch ist und mit einem gewissen Zug auf die Haut geklebt wird, entstehen leichte Hautfalten; das Tape hebt die Haut im Minibereich an. Bei jeder Bewegung verschiebt sich nun die Haut gegen das Unterhautgewebe. Es kommt zu einer Lockerung des Gewebes, einer besseren Durchblutung (Versorgung mit Nährstoffen) und zu einem schnelleren Abtransport von Zerfallsprodukten. Im Weiteren stimuliert das Tape die Rezeptoren der Haut und hat somit Einfluss auf Muskeln, Gelenke, Gelenkkapseln und Sehnen. Dies führt zu einer Beeinflussung der Muskelanspannung; die Gelenkstrukturen werden stabilisiert, der Gelenkstoffwechsel und die Knorpelernährung verbessert.

Durch die verbesserte »Versorgung und Entsorgung« der betroffenen Regionen wird bei Verletzungen oder Überbelastungen die Selbstheilungskraft des Körpers unterstützt und beschleunigt.
Durch die Anlage des Tapes und die Bewegung der Anwenderin werden Bewegungsrezeptoren aktiviert und die Schmerzrezeptoren gedämpft; eine reflektorische Schmerzlinderung ist die Folge.

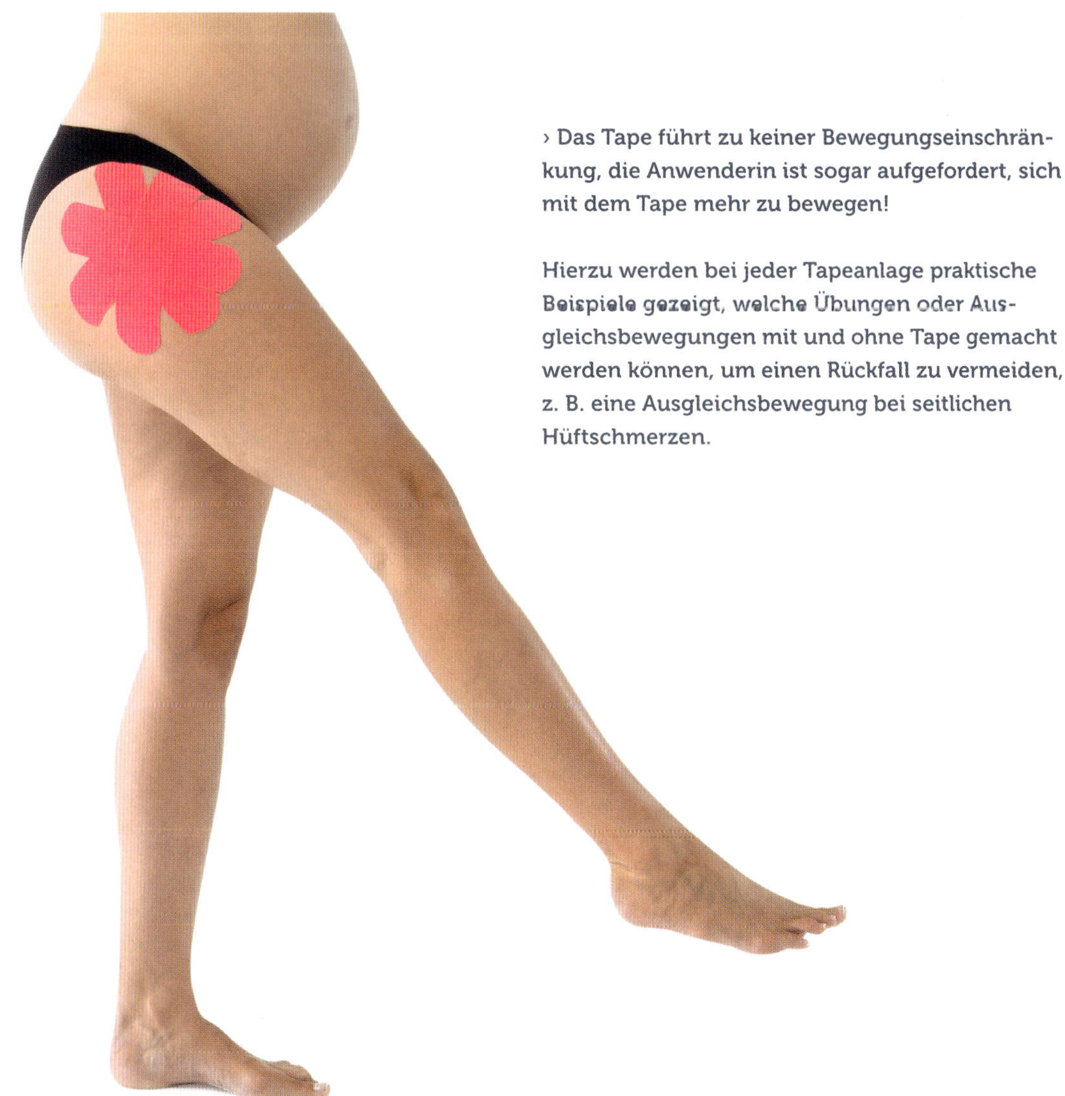

› Das Tape führt zu keiner Bewegungseinschränkung, die Anwenderin ist sogar aufgefordert, sich mit dem Tape mehr zu bewegen!

Hierzu werden bei jeder Tapeanlage praktische Beispiele gezeigt, welche Übungen oder Ausgleichsbewegungen mit und ohne Tape gemacht werden können, um einen Rückfall zu vermeiden, z. B. eine Ausgleichsbewegung bei seitlichen Hüftschmerzen.

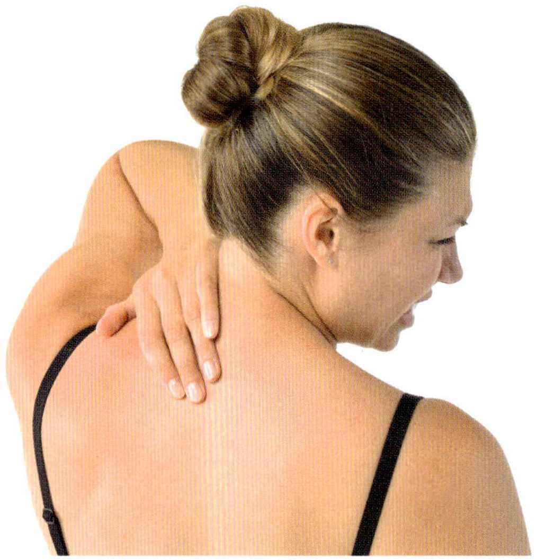

Ziele des Tapens

- Schmerzreduktion
- Regulation der Muskelspannung
- Förderung der Durchblutung und Regeneration
- Aktivierung des Lymphflusses/Reduktion von Schwellungen
- Unterstützung von Bändern und der Gelenkkapsel
- Mechanische Unterstützung des Bauches
- allgemeine Prophylaxe bei Belastungen im Alltag

Das Tape wird bei akuten Beschwerden angelegt, um die Heilung und Regeneration bestmöglich zu fördern. Häufige Gründe für eine Tapeanlage sind Muskel- und Gelenkschmerzen, Verspannungen, Schwellungen, Nervenirritationen oder Schmerzen im Bereich der Bänder, Sehnen oder Gelenke. Insbesondere im letzten Schwangerschaftsstadium bzw. bei Zwillings- und Mehrlingsschwangerschaften kann das Tape bauchunterstützend oder nach der Geburt vorbeugend zum Schutz vor Überbelastungen, z. B. beim Stillen, eingesetzt werden.

› Indikationen in der Schwangerschaft

Grundsätzlich sollte vor jeder Tapeanlage abgeklärt werden, dass keine Kontraindikation vorliegt. Bei Zweifeln sollte ein Arzt oder Ihre Hebamme hinzugezogen werden! Folgende Indikationen stehen beispielhaft für die vielfältigen Anwendungsbereiche des Tapens:

- verspannte oder zu schwache Muskulatur
- Überbelastung von Sehnen und Bändern
- Überbelastung von Gelenken
- Schwellungen mit Nervenirritationen
- Gewicht des Bauches
- allgemeine Schmerzen wie Kopfschmerzen, Nackenschmerzen, Rückenschmerzen, Bandscheibenprobleme, Schulter- und Armschmerzen, Karpaltunnelsyndrom, Hüft- und Knieprobleme, Achillessehnenprobleme, Verletzungen des Sprunggelenks usw.

› Kontraindikationen

Bei folgenden Erscheinungen und Einschränkungen sollte kein Tape angelegt werden:

- Hautverletzungen und Wunden
- Hautallergien (v. a. Acrylunverträglichkeit)
- Knochenbrüche

Vorsicht ist geboten bei einer gestörten Sensibilität und bei Gefäßerkrankungen (z. B. Thrombosen, Diabetes mellitus) sowie bei der Einnahme von blutverdünnenden Medikamenten. Sollten Sie ein Tape als unangenehm empfinden, so entfernen Sie es bitte umgehend! Im Zweifelsfall sollte nicht getapt, sondern Rücksprache mit dem behandelnden Arzt oder der Hebamme gehalten werden.

Ziele und Wirkungsweise des Tapens

› Behandlung

Bei Beschwerden und Schmerzen kann das Tape verwendet werden, um die Heilung der betroffenen Strukturen zu fördern, sei es durch eine verbesserte Durchblutung, durch eine Spannungsregulation der Muskulatur oder durch einen erhöhten Abtransport der Zerfallsprodukte.

› Schmerzlinderung

Schmerzen sind etwas sehr »Wichtiges« für unseren Körper! Schmerzen sind Warnsignale, dass gewisse Strukturen fehl- oder überbelastet werden: »Bevor etwas kaputtgeht, tut es in der Regel weh!« Somit ist der Schmerz eine struktur- und lebenserhaltende Funktion unseres Organismus! Andererseits können Schmerzen zu Schonhaltungen führen. Wenn diese Schonhaltungen über einen längeren Zeitraum eingenommen oder durchgeführt werden, kann es sekundär zu Muskelverkürzungen und Fehlbelastungen der Gelenke kommen, die wiederum Schmerzen bereiten: Ein Teufelskreis beginnt, der mit der Tapeanlage durchbrochen werden kann! Tritt eine Schmerzlinderung durch das Tape ein, sollten Sie sich intensiv bewegen. Das können spezielle Ausgleichsbewegungen sein, wie sie im Praxiskapitel beschrieben werden, oder Sie gehen einfach spazieren, schwimmen o. Ä., was Ihnen Freude macht!

Das Tape wird direkt auf die schmerzhafte Region geklebt, es kommt zur Aktivierung der körpereigenen, schmerzregulierenden Systeme und zur Aktivierung der Selbstheilungskräfte des Körpers. Die Verbesserung der Durchblutung und des Abtransports von Flüssigkeiten hat eine optimale Regeneration zur Folge. Im Weiteren übt das Tape einen Reiz auf die Muskulatur aus. Es erfolgt eine schmerzlindernde Wirkung, eine Normalisierung der Muskelspannung, eine Aktivierung und Korrektur der Muskelfunktionen. Die Bewegungsabläufe werden normalisiert und Schonhaltungen vermieden.

› Einfluss auf die Muskulatur

Jeder kennt wohl »Verspannungen«: Gerade in der Schwangerschaft können sie auftreten, wenn das Gewicht zunimmt und die Statik (Bauch, größere Brust) sich ändert! Werden Muskeln über einen längeren Zeitraum beansprucht und zwischendurch nicht einmal gedehnt, so kann es zu schmerzhaften Verspannungen kommen. An Muskelverspannungen leiden Schwangere ebenso wie Nichtschwangere. Bei verspannten Muskeln wird mit einem entspannenden Tape therapiert, das den Abbau der Muskelspannung begünstigt. Hierfür wird das Tape vom beweglichen Ansatzpunkt des Muskels zu seinem meist körpernahen Ursprungsort angelegt (s. S. 34). Bei einer schmerzhaften Muskelschwäche sollte eine Tapeanlage zur Steigerung der Muskelspannung erfolgen. Hier wird das Tape vom körpernahen Ursprung des Muskels ausgehend zu seinem beweglichen Ansatz hin angelegt.

› Wirkung auf Bänder und Gelenke

Bänder und Gelenkkapseln umgeben jedes Gelenk, sie halten die Gelenke zusammen, stabilisieren sie und begrenzen ihre Beweglichkeit. Darüber hinaus haben sie eine hohe Anzahl von Melderezeptoren. Diese informieren das Gehirn über die aktuelle Stellung des Gelenks und über Zugspannungen, die auf sie einwirken. Somit kann der Körper über die Aktivität der Muskulatur die Gelenke aktiv sichern.
In der Schwangerschaft werden viele Bänder aufgrund der hormonellen Umstellung etwas lockerer. Daher ist diese Meldefunktion verzögert und es kann, neben den Schmerzen, zu einer Verletzung kommen, wenn die Muskulatur das Gelenk nicht genügend stabilisieren kann wie beim Umknicken oder Bänderschmerzen am Knie bei X-Beinstellung. Ein fest angelegtes Tape stabilisiert und schützt das Gelenk und limitiert eine schmerzhafte Bewegung. Auch stimuliert es die Bänder und aktiviert die Selbstheilungskräfte. Durch diese Unterstützungsfunktion, Durchblutungsförderung, Ödemreduktion und Entlastung des Gewebes kommt es rasch zur Schmerzreduktion.

› Wirkung auf Schwellungen

Jegliche Art von Schwellung verursacht Schmerzen, da sie eine Raumforderung darstellt und anderes Gewebe drückt oder verdrängt. Schwellungen entstehen meist nach Verletzungen. Während der Schwangerschaft wird häufig Flüssigkeit im Gewebe eingelagert, meist sind die Beine und Arme betroffen. Im Bereich des Unterarms kann es dadurch zur Kompression des Medianusnervs kommen, was mit Schmerzen und Einschlafen der Finger einhergeht. Über das Lymphgefäßsystem werden Gewebeflüssigkeiten abtransportiert. Das Tape unterstützt und fördert die Aktivität des lymphatischen Systems und wird daher bei jeglicher Form von Gewebeschwellung angewendet.

› Verbesserung der Durchblutung

Nur über das Blut können Nährstoffe zu unseren Körperzellen gelangen. Bei Beschwerden oder einer Verletzung stehen die Heilung und Regeneration im Vordergrund. Daher sollte die betroffene Region möglichst gut durchblutet werden! Bei einer Verletzung kommt es zu einem erhöhten Flüssigkeitsaustritt im betroffenen Gewebe. Die Druckerhöhung führt zuerst zu einer verminderten Durchblutung. Durch zu wenig Nährstoffe und Sauerstoff wird die Heilung gehemmt. Die Anlage des Tapes direkt auf die Haut erzeugt einen Anhebungseffekt (Lifting) der Haut über der geschwollenen, schmerzenden Region. Der vergrößerte Zirkulationsraum bewirkt, dass die Schichten unter der Haut weniger Druck erfahren und sich besser gegeneinander bewegen können. Die Durchblutung wird angeregt, und die überschüssige Flüssigkeit im Gewebe wird besser über die Lymph- und Blutzirkulation abtransportiert. Es kommt zu einem Mikromassageeffekt, einer Stoffwechselverbesserung und somit zur Schmerzreduktion.

› Unterstützung des Bauches

Gerade in den letzten Schwangerschaftsmonaten und bei Zwillings- bzw. Mehrlingsschwangerschaften kann das Tape auch unterstützend eingesetzt werden, um das Bauchgewicht zu halten und die Last in Richtung Wirbelsäule zu ziehen. So erfährt die Bauchmuskulatur durch diese »Aufhängung« eine Entlastung! Die Unterstützung kann global oder direkt über die gerade oder schräge Bauchmuskulatur erfolgen. Es werden verschiedene Tapeanlagen zur Unterstützung des Bauches angeboten, da diese unterschiedlich empfunden werden.

Jede Schwangerschaft ist individuell! Bitte besprechen Sie vorab mit Ihrer Hebamme oder Ihrer Ärztin, welche Tapeanlage für Sie geeignet ist! Sollte ein Tape als unangenehm empfunden werden, so entfernen Sie es bitte umgehend!

› Vorbeugung

Stehen höhere Belastungen im Alltag an oder neigen Sie z. B. nach der Geburt beim Stillen zu Rückenschmerzen, so kann das Tape auch vorbeugend angebracht werden, um (in diesem Fall) die Muskulatur zu unterstützen. Das Tape aktiviert die Muskulatur, die Bänder und Gelenke, die Durchblutung und den Abtransport.

Nur durch ein optimales Zusammenspiel von allen Bausteinen des Körpers ist auch eine optimale Leistung und Langlebigkeit der Strukturen möglich. Arbeiten alle Systeme »Hand in Hand«, dann werden die Bausteine des Körpers optimal belastet, sodass es nicht zu Fehl- oder Überbelastungen des Bewegungsapparats kommt. Stark beanspruchte Strukturen können durch das Tape gezielt unterstützt werden, sodass ein Überbelastungs- oder ein Schmerzrisiko verringert wird.

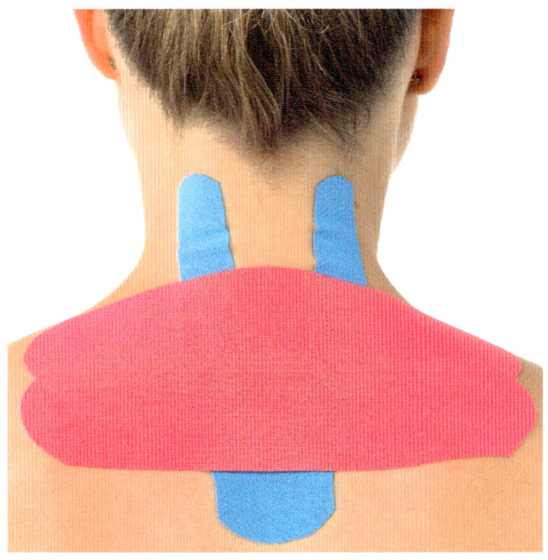

Die Wirkung der Tapeanlage wird über folgende unterschiedliche Faktoren erzielt:

- Tapeform (Zuschnitt)
- Farbe
- Zugrichtung (wohin das Tape gedehnt wird)
- Wirkungsrichtung (wie sich das Tape zusammenzieht)
- Zugstärke, mit der das Tape angelegt wird
- Kombinationen mehrerer Tapes (s. Abbildung oben)

Welche Tapeformen gibt es und wie schneide ich sie zu?

I-Tape

› Das I-Tape ist das einfachste Tape und wird am häufigsten angewendet. In der Regel wird es in seiner Originalbreite (5 cm) angelegt.

Es kann aber auch, wie bei Narbentapes oder zur Behandlung der Rektusdiastase im Wochenbett, in schmalere Streifen geschnitten werden (s. S. 108). Die benötigte Länge des Tapes wird von der Rolle abgeschnitten. An beiden Enden werden die Ecken abgerundet, denn bei runden Enden löst sich das Tape nicht so schnell von der Haut!

Das I-Tape wird bei Muskeltapes, Bändertapes, Narbentapes sowie Sterntapes (Spacetapes) eingesetzt.

Y-Tape

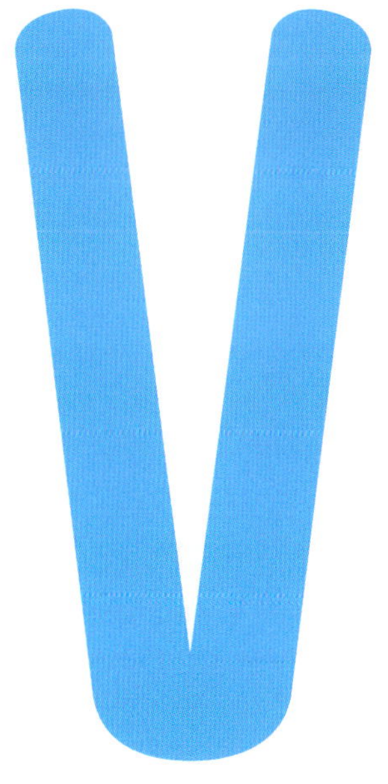

› Das Y-Tape wird aus einem I-Tape hergestellt. Die benötigte Länge wird von der Rolle abgeschnitten.

Das I-Tape wird nun der Länge nach mittig eingeschnitten, 2–3 cm werden nicht eingeschnitten. Dieser geschlossene Teil des Y dient als Anker. Die beiden schmalen Streifen sind die Zügel. Sowohl die Zügel wie auch der Anker werden an den Enden abgerundet. Y-Tapes werden meistens bei größeren Muskeln eingesetzt.

Fächerförmiges Tape (Lymphtape)

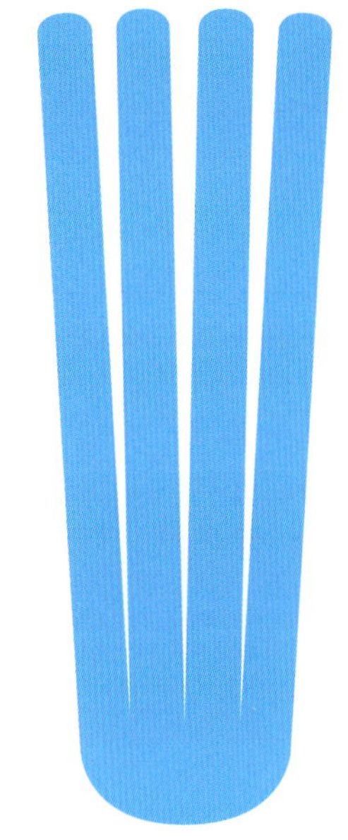

› Das fächerförmige Tape wird ebenfalls aus einem I-Tape hergestellt. Die benötigte Länge wird von der Rolle abgeschnitten.

Das Tape wird nun der Länge nach in 4–5 Streifen eingeschnitten, 3–4 cm werden nicht eingeschnitten. Der geschlossene Teil des Fächertapes dient als Anker. Die schmalen Streifen sind die Zügel. Zügel und Anker werden an ihren Enden abgerundet. Dieses Tape wird angewendet, um bei Schwellungen den Lymphabfluss zu unterstützen oder bei einem Bluterguss den Abtransport zu beschleunigen.

Sterntape

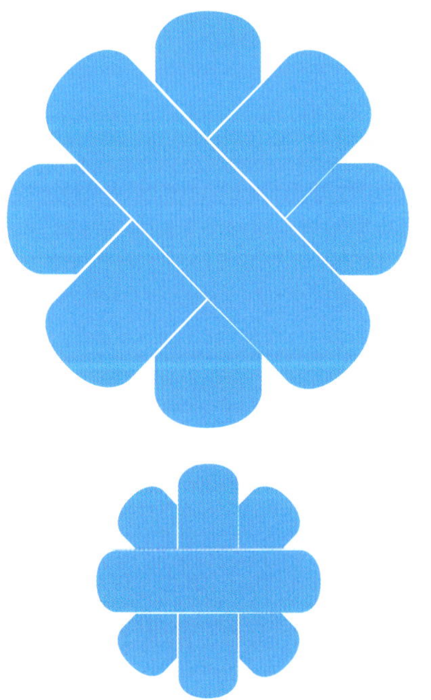

› Ein Sterntape wird aus 4 I-Tapes zusammengefügt, Länge und Breite der Tapestreifen richten sich nach der Größe der Schmerzregion. Am Rücken oder an der Hüfte (s. S. 62) werden gerne Tapes mit 5 cm Breite angelegt, bei kleineren Schmerzpunkten kann das Tape auch halbiert werden, sodass die Tapestreifen 2,5 cm breit sind. Die entsprechende Länge wird von der Rolle abgeschnitten, die 4 Tapestreifen sollten die gleiche Länge aufweisen. Die einzelnen I-Tapes werden übereinander – erst im rechten Winkel, dann diagonal – direkt auf die schmerzhafte Region angelegt.

Diese Tapeform wird besonders bei Schmerzpunkten, z. B. bei Schmerzen im unteren Rücken, an der Halswirbelsäule oder an der Hüfte, eingesetzt, um einen vergrößerten Zirkulationsraum zu schaffen, die Durchblutung zu fördern und den Stoffwechsel zu beschleunigen.

Welche Bedeutung haben die Tapefarben?

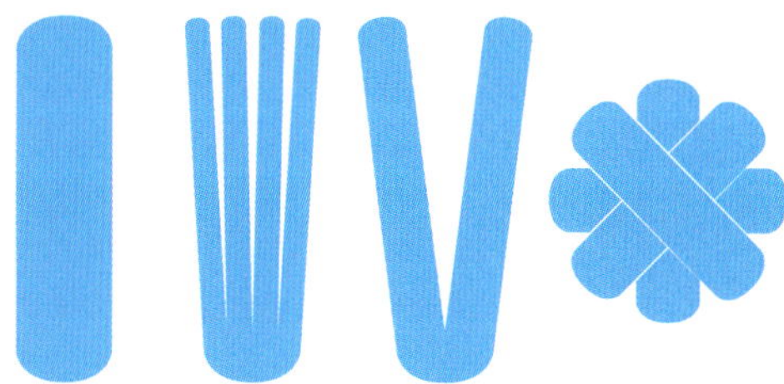

Blaue Tapes wirken beruhigend, Blau symbolisiert in der TCM (Traditionelle Chinesische Medizin) das Element Wasser und steht für Ruhe. Das blaue Tape wird eingesetzt bei:

- → **Muskelverspannungen**
- → **akuten Schmerzen**
- → **Entzündungen**
- → **Schwellungen**

Beige Tapes wirken neutral, Beige symbolisiert in der TCM das Element Erde und steht für Unabhängigkeit. Das beige Tape wird eingesetzt bei:

- → **Anwendungen im Kopf- und Gesichtsbereich**
- → **Anwendungen, die gut sichtbar sind, aber nicht weiter auffallen sollen**

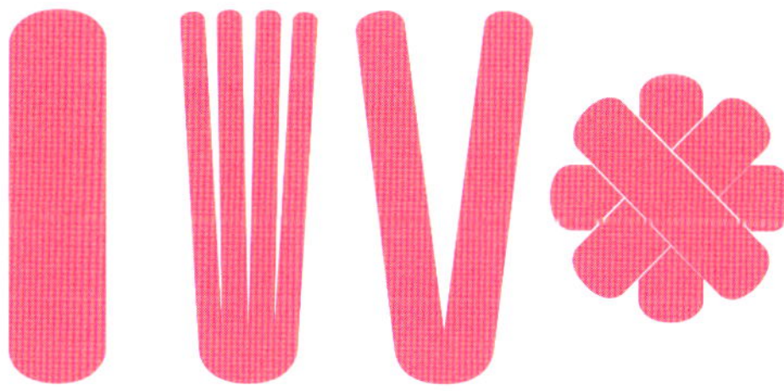

Rote Tapes wirken anregend und aktivierend, Rot symbolisiert in der TCM das Element Feuer und steht für Wärme. Es wird eingesetzt bei:

- → **Muskelschwäche**
- → **chronischen Schmerzen**
- → **zur Durchblutungsförderung**
- → **zur allgemeinen Aktivierung**

Schwarze Tapes werden von vielen Anwendern gerne verwendet. Sie vermitteln einen harten Charakter und werden (vielleicht deshalb?) oft bei Kampfsportarten eingesetzt.

Die Wirkung von Farben wird häufig nicht bewusst wahrgenommen und auch oft belächelt. Farben haben zweifelsohne Einfluss auf den Menschen: Farben stimulieren die Psyche und die Körperfunktionen des Menschen und können beruhigend oder anregend wirken. Farben des warmen Spektrums (z. B. Rot) wirken anregend, Farben des kalten Spektrums wie Blau wirken beruhigend auf die Körperstrukturen. Der Anblick von Rottönen lässt den Blutdruck und die Herzfrequenz steigen, während die Wahrnehmung von Blau beides sinken lässt.

Farben haben eine psychologische Wirkung. Gefällt mir eine Farbe, so zeige ich sie gerne, Körperhaltung und -spannung und auch die Bewegungsfreude ändern sich. Zeigt jemand eine Abneigung gegen eine Farbe, so wird er das Tape verstecken und sich zurückhaltender bewegen. Manche Menschen, häufig Ältere, mögen die grellen Farben nicht, oder chronisch betroffene Patienten möchten nicht immer auf ihre Leiden angesprochen werden. Hier empfiehlt sich eine dezente Farbe! Nach der Traditionellen Chinesischen Medizin (TCM) haben die Farben unterschiedliche energetische Wirkungen, die sich therapeutisch nutzen lassen.

Natürlich können auch andere Tapefarben verwendet werden. Da die bunten Tapes recht auffällig sind, sollte man darauf achten, dass einem das Tape auch selber gefällt (psychologische Wirkung). Ist dies nicht der Fall, so wird man das Tape verstecken und sich anders bewegen als im Normalfall. Hat man z. B. persönlich eine Abneigung gegen Schwarz, so sollte diese Tapefarbe auch nicht verwendet werden. Nach der TCM sollten besonders das blaue und das rote Tape zur Anwendung kommen, aber auch deren energetische Wirkung funktioniert meist nur dann, wenn man die entsprechende Tapefarbe nicht ablehnt.

Zugrichtung, Wirkungsrichtung und Zugstärke

Das Tape ist ein selbstklebendes, elastisches Band aus einem 100%igen Baumwollstoff, der mit einer Klebebeschichtung auf der Rückseite versehen ist. Das Tape ist in Längsrichtung um 30–40 % dehnbar, in Querrichtung ist es nicht dehnbar. Durch diese Elastizität und eine spezielle Anlagetechnik ist es möglich und gewollt, verschiedene Wirkungen zu erzielen. Das Tape wird in unterschiedliche Anteile untergliedert:

- **Anker**
- **Tapezügel**
- **Tapeende(n)**

Bei **Muskelschmerzen oder Schwellungen** wird das Tape wie folgt untergliedert:

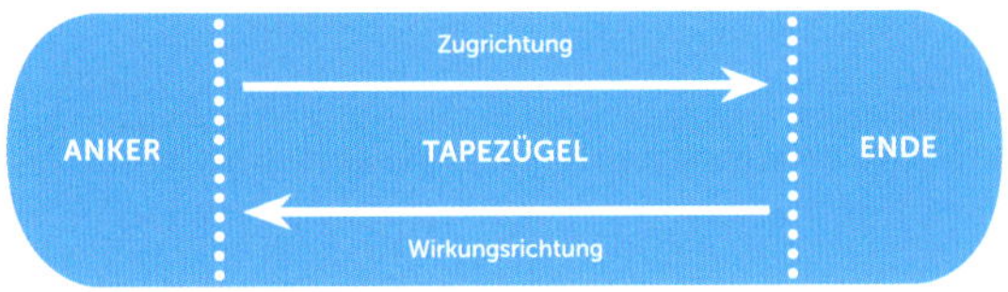

Der Anker dient als »Verankerung« auf der Haut. Da das Tape elastisch ist, wird nun der Zügel vom Anker weggezogen → *Zugrichtung.* Da unter der Anlage der Anker fixiert und der Zügel gedehnt wird, hat das Tape das Bestreben, sich zum Anker hin zurückzuziehen → *Wirkungsrichtung.*

Die Zugrichtung zieht also vom Anker weg und die Wirkungsrichtung zum Anker hin!

Die letzten drei Zentimeter des Tapes bilden das Tapeende. Dieser Anteil wird ohne Zug angelegt, damit sich das Tapeende nicht so schnell wieder löst. Durch den »Zusammenzieheffekt« des Tapes werden die Rezeptoren entsprechend dem Therapieziel aktiviert.

Bei **Bänder- und Gelenkschmerzen oder bei Schmerzpunkten** wird das Tape anders untergliedert:

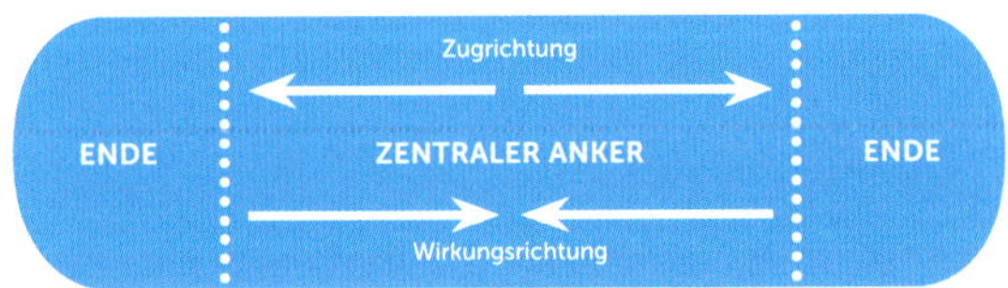

Der Anker des Tapes befindet sich nun in der Mitte. Die Zugrichtung der Tapezügel erfolgt von der Mitte weg jeweils nach außen. Wird das Tape aufgeklebt, ist es bestrebt, sich wieder zusammenzuziehen, die Wirkungsrichtung ist also zur Mitte des Tapes hin. Die jeweils letzten drei Zentimeter des Tapes bilden das Tapeende. Diese Tapeanteile werden ohne Zug angelegt, damit sich das Tapeende nicht so schnell wieder löst.

Das Tape hebt die Haut im Minibereich an (Liftingeffekt) und stimuliert die Rezeptoren der Haut, der Muskeln, der Gelenkkapseln und der Sehnen. Dies führt zu einer Beeinflussung der Muskelanspannung; die Gelenkstrukturen werden stabilisiert, der Gelenkstoffwechsel und die Knorpelernährung verbessert. Bei jeder Bewegung verschiebt sich nun die Haut gegen das Unterhautgewebe. Dies führt zu einer Lockerung des Gewebes, einer besseren Durchblutung (Versorgung mit Nährstoffen) und einem schnelleren Abtransport von Zerfallsprodukten.

› Zugstärke

Um ein Gefühl für die Zugstärke zu erlangen, nehmen Sie die Enden eines Tapes in beide Hände und entfernen Sie das Papier, indem Sie es einreißen und an dem Tape ziehen. Wenn Sie maximal am Tape ziehen und das Ende der Elastizität erreichen, sind es 100 % Zug. Das Tape hat sich nicht um das Doppelte verlängert, sondern die maximale Dehnung ist erreicht. Ziehen Sie nur halb so stark, sind es 50 % Zug, ein Viertel so stark, sind es 25 %!

Die Zugstärke richtet sich nach dem Behandlungsziel:

- Bei Muskelschmerzen wird ein leichter Zug auf das Tape ausgeübt (ca. 25 %)
- Bei Schwellungen wird ein sehr leichter Zug auf das Tape ausgeübt (unter 25 %)
- Bei Bänder- und Gelenkschmerzen wird ein starker Zug auf das Tape ausgeübt (ca. 90 %)
- Bei Schmerzpunkten wird ein mittlerer Zug auf das Tape ausgeübt (ca. 50 %)
- Bei einem bauchunterstützenden Tape wird erst kein, dann ein starker Zug ausgeübt (ca. 90 %)

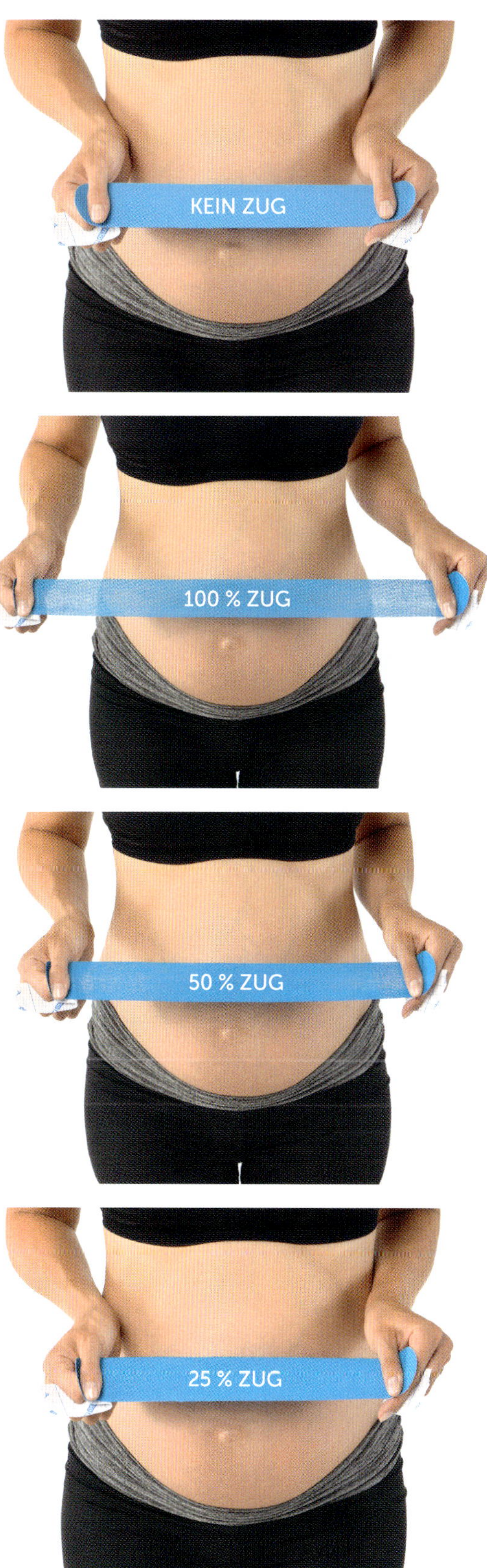

Wann wende ich das Tape an?

Bei folgenden Beschwerden während und nach der Schwangerschaft können Tapes werden:

- Muskelschmerzen (Verspannung, Überbelastung, Ermüdung oder Zerrung)
- Bänder- und Gelenkschmerzen (Bänderdehnung, Zerrung, Überbelastung des Gelenks)
- Ödeme (Schwellungen durch vermehrte Wassereinlagerungen oder nach einer Verletzung)
- punktuelle Schmerzen (Hartspann, Gelenkblockaden, Entzündung)
- unterstützend (bauchunterstützend bei fortgeschrittener oder Zwillings- bzw. Mehrlingsschwangerschaft)
- Narbenbehandlung (nach Kaiserschnitt)
- muskelaktivierend (Rückbildung oder rückenunterstützend beim Stillen)

Vorbereitende Maßnahmen zur Tapeanlage

Um bei der Tapeanlage Fehler zu vermeiden und eine optimale Wirkung zu erzielen, sollten einige Regeln beachtet werden. Durch eine strukturierte Vorgehensweise werden Sie schnell die nötige Sicherheit beim Vorbereiten und Anlegen des Tapes erlangen.

› Was möchte ich tapen?

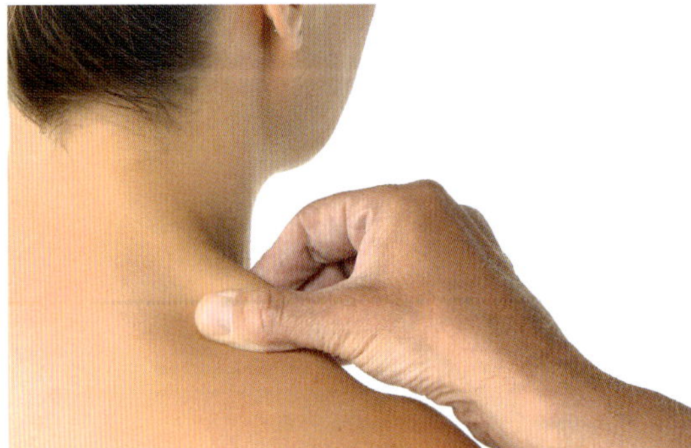

Tasten Sie die Struktur (Muskel, Band usw.), die Sie tapen möchten.

› Wo möchte ich tapen?

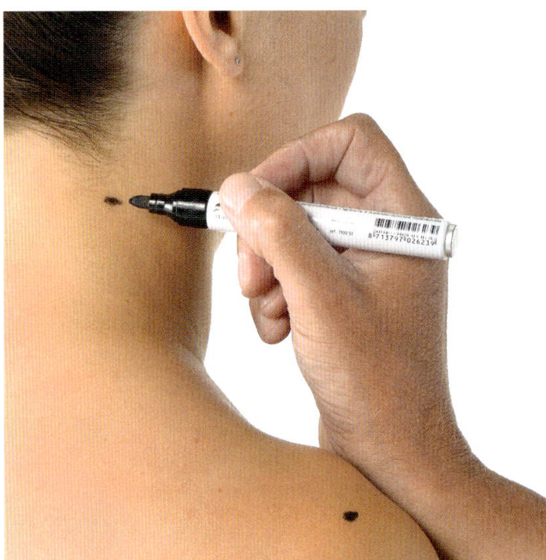

Zur Orientierung können Sie am Körper den Anfangs- und Endpunkt für das zu klebende Tape markieren.

› Welches Tape verwende ich?

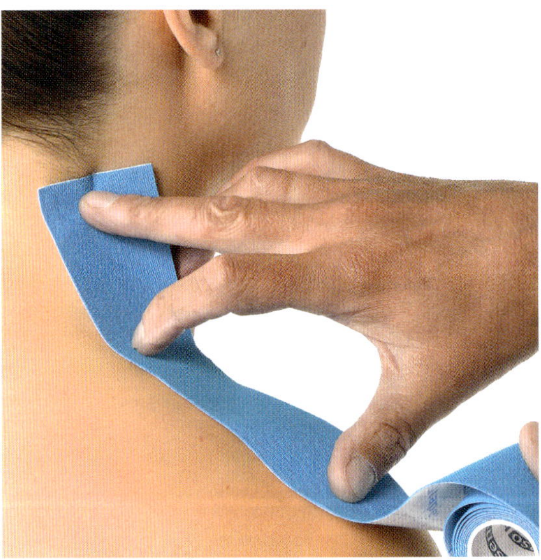

Wählen Sie die geeignete Tapefarbe aus: Soll die Körperstruktur durch das Tape beruhigt (Blau) oder angeregt (Rot) werden, soll das Tape dezent (Beige) oder prominent (Schwarz) sichtbar sein?

› Wie lang muss das Tape sein?

Messen Sie die zu behandelnde Struktur aus, am besten direkt mit dem Tape als »Maßband«. Da das Tape noch gedehnt wird, ziehen Sie von dieser Länge bei Muskelanlagen ca. 10 % ab. Schneiden Sie die entsprechende Länge von der Taperolle ab.

› Wie soll das Tape aussehen?

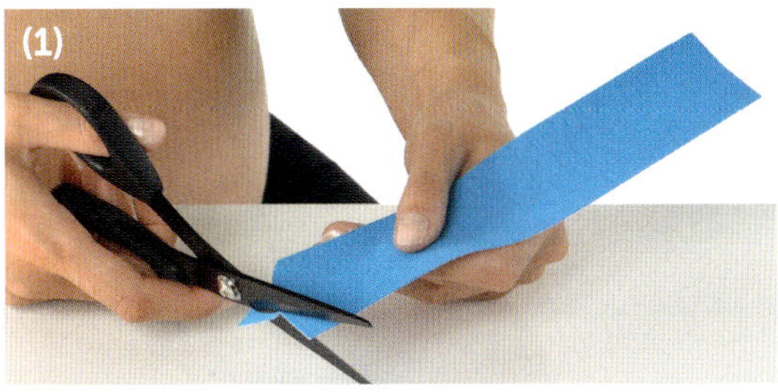

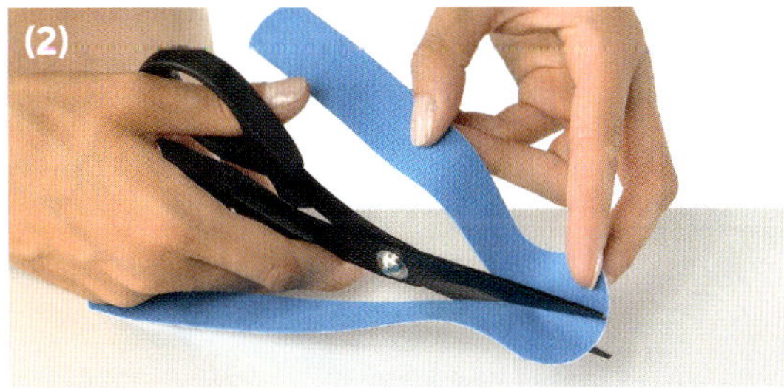

Entscheiden Sie, welche Tapeform angewendet werden soll (I-Tape, Y-Tape o. A.) (1). Um ein Y-Tape zu erhalten, wird ein I-Tape auf einer Seite mittig eingeschnitten, am Tapeende bleibt ein Anker von ca. 3 cm stehen (2). Auf der geteilten Seite ergeben sich zwei Y-Zügel. Alle Ecken des Tapes werden stets abgerundet, um die Haftung auf der Haut zu verbessern.

› Wie kann ich das Papier an der Rückseite ablösen?

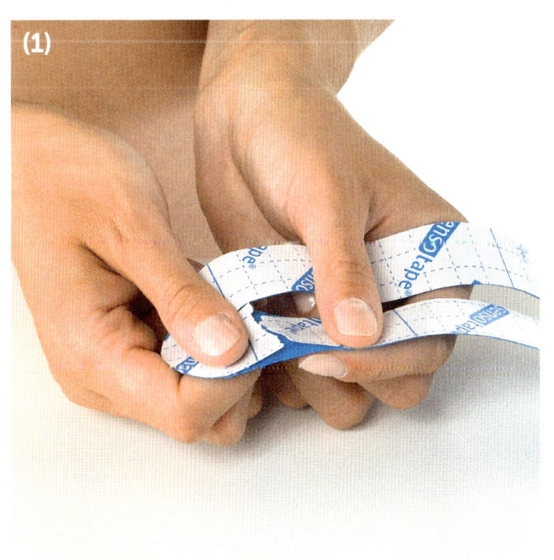

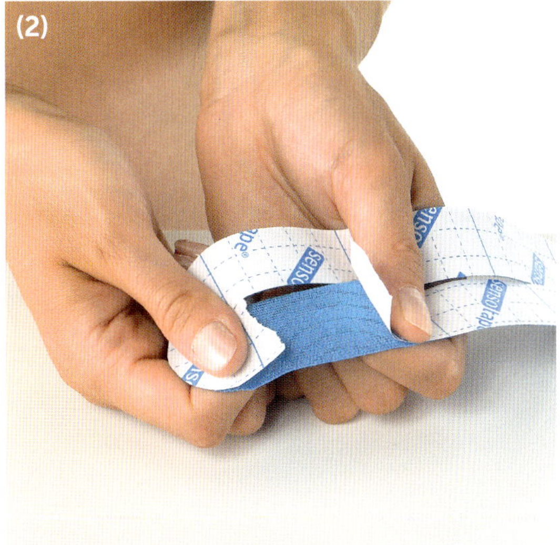

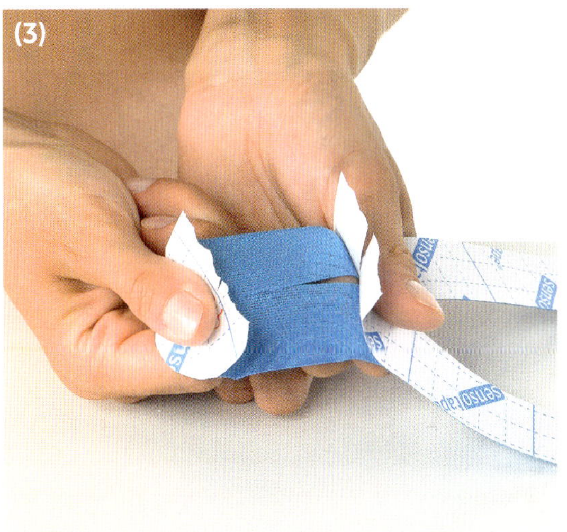

Das Papier auf der Taperückseite wird mittig oder im Bereich des Ankers eingerissen (1). Wird nun leicht am Tape gezogen (2), so löst sich das Papier ab und kann umgeknickt werden (3). Unter der Anlage wird das Papier dann komplett abgelöst.

› Wie kann ich die Klebewirkung des Tapes verbessern?

Ist das Tape erst einmal angelegt, sollte es zu den Bandenden hin mehrfach angerieben werden. Durch die Wärmeentwicklung verbessert sich deutlich die Klebekraft des Tapes. Bei kombinierten, sich überlappenden Tapeanlagen empfiehlt es sich zur Verbesserung der Klebekraft, jede einzelne Tapeanlage komplett anzureiben und zu fixieren.

Tapeanlage bei Muskelschmerzen

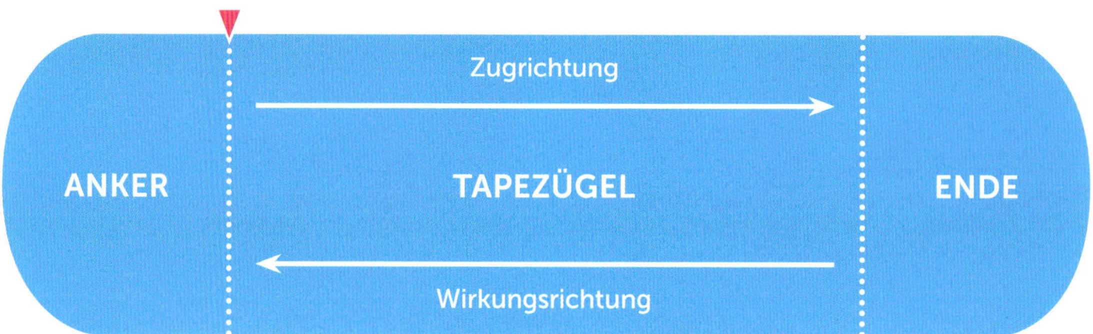

Häufig sind es die »verspannten« Muskeln, die verantwortlich für viele Schmerzzustände sind. Verspannungen treten auf, wenn immer wieder dieselben Muskeln angespannt werden und zu wenig Dehnimpulse erfahren.
Jeder von uns hat gewisse Gewohnheitshaltungen, z. B. beim Sitzen (mit hochgezogenen Schultern oder mit gebeugtem Rücken). Natürlich werden auch in der Schwangerschaft oder im Beruf immer wieder dieselben Bewegungen durchgeführt: Durch die Vergrößerung von Bauch und Brust wird die Rücken- und Schultergürtelmuskulatur mehr gefordert. Es kann zu Verspannungen oder Überbelastungen der Muskulatur kommen. Die Muskeln oder Sehnen tun weh!

Ein Tape zur Senkung der Muskelspannung kann bei Schmerzen durch Überbelastung, Verspannungen oder bei Muskelkrämpfen angewendet werden. Das Tape wird hierbei vom beweglichen Körperteil zum Körperzentrum hin angelegt. Um eine schmerzlindernde und entspannende Wirkung zu erreichen, wird ein blaues Tape verwendet.

Ist ein Muskel zu schwach und wird subjektiv eine Muskelmüdigkeit empfunden, so wird ein aktivierendes Muskeltape angewendet. Das Tape wird hierbei vom Körperzentrum zum beweglichen Körperteil hin angelegt. Um die anregende Wirkung zu fördern, wird rotes Tape verwendet.

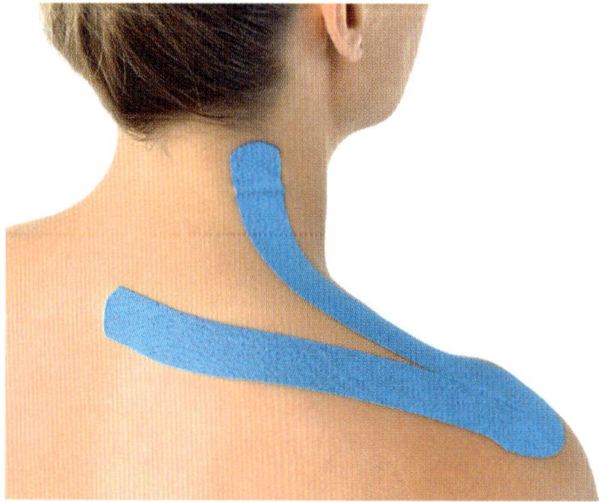

› Fertige Tapeanlage bei Muskelschmerzen im Schulter-Nacken-Bereich

Bei der Anlage eines entspannenden Muskeltapes wird wie folgt vorgegangen:

1 Der betroffene Muskel wird getastet und somit die räumliche Lage festgestellt.

2 Um die Länge des Muskels (und des Tapes) zu ermitteln, werden Anfang und Ende der betroffenen Struktur markiert.

3 Die Länge des Tapes wird bestimmt. Die Länge wird nun um ca. 10 % reduziert und das Tape von der Rolle geschnitten.

4 Das Tape wird in die gewünschte Form geschnitten und die Ecken werden abgerundet, um eine längere Klebedauer zu bewirken, da sich die Enden andernfalls leichter lösen (s. S. 13).

5 Das Papier auf der Taperückseite wird ca. 3 cm vor dem Ende, im Bereich des Ankers, eingerissen. Unter leichtem Zug löst sich das Papier ab und kann umgeknickt werden.

6 Der Anker des Tapes wird ohne Zug aufgeklebt.

7 Der zu behandelnde Muskel wird gedehnt. Das Papier wird bis auf das Tapeende abgelöst, der Anker fixiert und der Tapezügel mit leichtem Zug im Muskelverlauf angelegt. Das Tapeende (2–3 cm) wird ohne Zug angelegt.

8 Das Tape wird angerieben und dadurch erwärmt. Dies ist wichtig, um eine optimale Haftung zu erreichen.

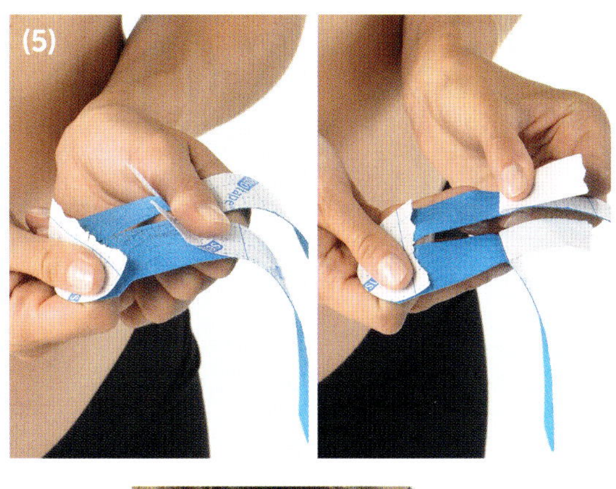
(5)

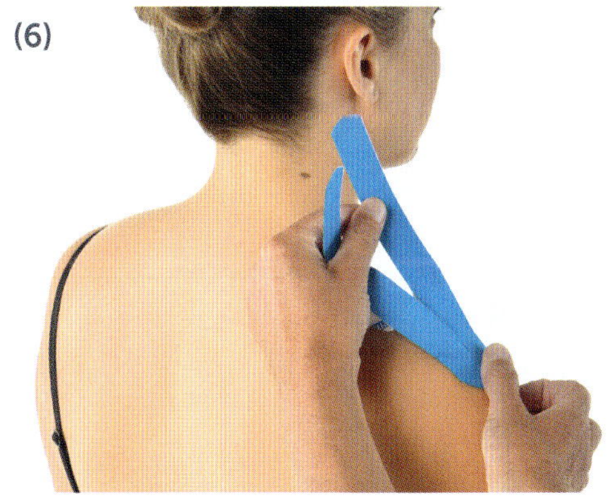
(6)

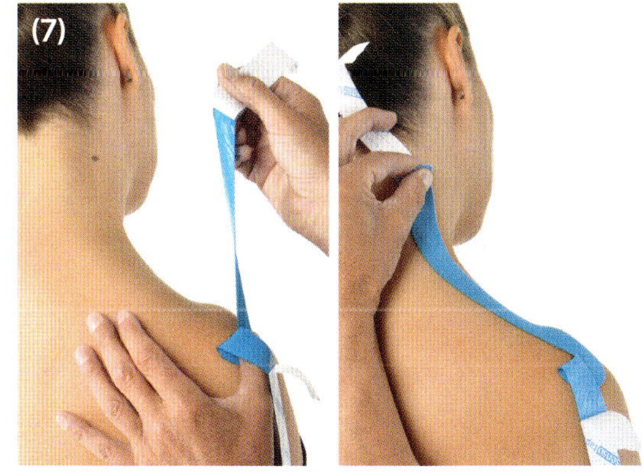
(7)

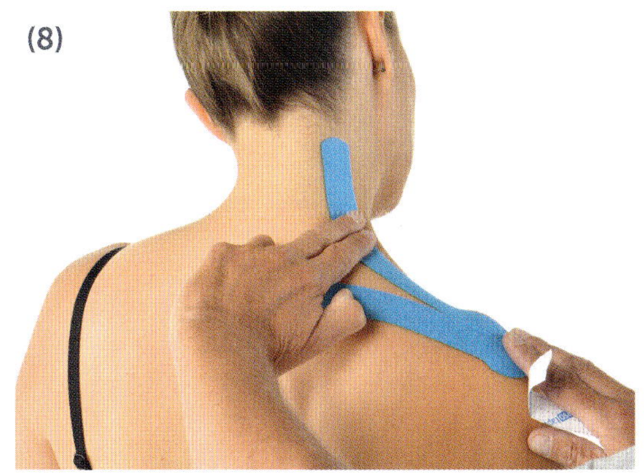
(8)

Tapeanlage bei Schmerzen der Bänder und Gelenke

Hier bitte Rückfolie einreißen

Zugrichtung

ENDE | ZENTRALER ANKER | ENDE

Wirkungsrichtung

Die Bänder und Gelenkkapseln sind feste bindegewebige Verbindungen zwischen den Knochen. Sie befinden sich an jedem Gelenk unseres Körpers. Die Funktion von Bändern und Gelenkkapseln ist es, ein Gelenk zu stabilisieren und die Beweglichkeit zu begrenzen.

Der Kapsel-Band-Apparat besitzt viele Rezeptoren zur Kontrolle von Bewegung und Haltung. Die Ursachen von Bandverletzungen sind in der Regel Zugbelastungen, die die Festigkeit des Bandes überschreiten, wie sie bei Unfällen oder im Sport vorkommen können. In der Schwangerschaft kann es zusätzlich noch leichter zu einer Instabilität oder Überbelastung kommen, da sich das Bindegewebe aufgrund der hormonellen Umstellung lockern kann.

Bei einer Dehnung oder Verletzung eines Bandes oder der Gelenkkapsel wird das Tape über die gesamte Länge der Bandstruktur von Knochen zu Knochen angewendet. Hierzu wird immer ein I-Tape verwendet. Die mittlere Hälfte des Tapes dient als Anker und wird direkt über dem betroffenen Band unter starkem Zug angelegt, die Tapeenden laufen ohne Zug aus. Dadurch zieht sich das I-Tape zur Mitte hin zusammen. Durch diese Kräfte erfährt das Band eine mechanische Unterstützung. Zusätzlich werden Rezeptoren stimuliert, die zu einer besseren Stabilisierung des verletzten Gelenks beitragen.

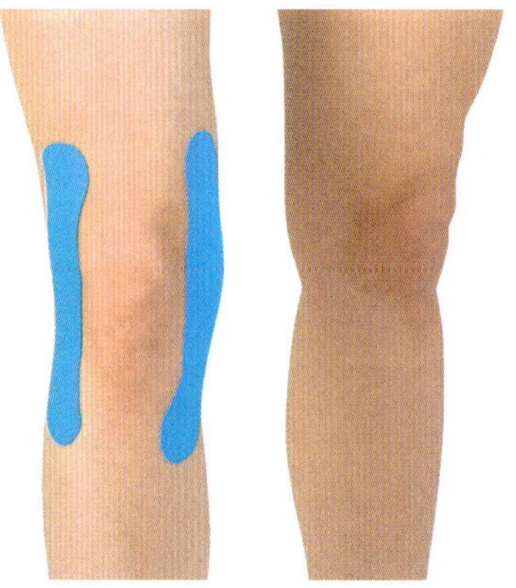

› Fertige Tapeanlage der Seitenbänder des Knies

Bei der Anlage eines Bänder- oder Gelenktapes wird wie folgt vorgegangen:

1 Das Gelenk sollte so eingestellt werden, dass das betroffene Band unter Spannung steht, es sollte aber nicht schmerzen!

2 Die Tapelänge wird bestimmt und entsprechend von der Rolle geschnitten.

3 Die Ecken werden abgerundet, um eine längere Klebedauer zu bewirken, da sich die Enden andernfalls leichter lösen.

4 Das Papier auf der Rückseite des Tapes wird mittig eingerissen. Unter leichtem Zug löst sich das Papier ab.

5 Der zentrale Anker wird mit starkem Zug und Zugrichtung von der Mitte aus nach beiden Seiten über die gesamte Länge des betroffenen Bandes angelegt.

6 Die beiden I-Tapeenden werden ohne Zug aufgeklebt.

7 Das Tape wird angerieben und dadurch erwärmt. Dies ist wichtig, um eine optimale Haftung zu erreichen.

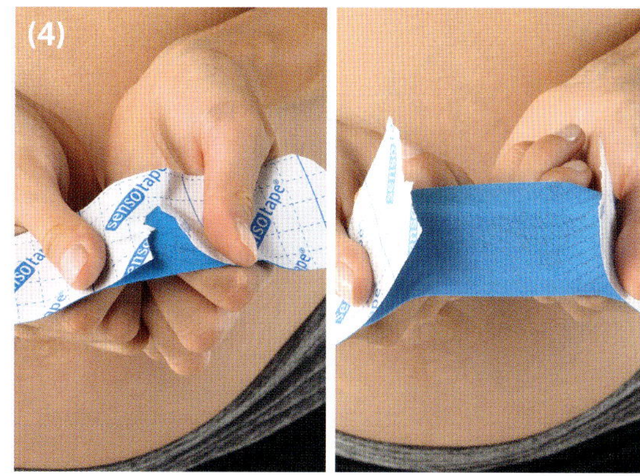

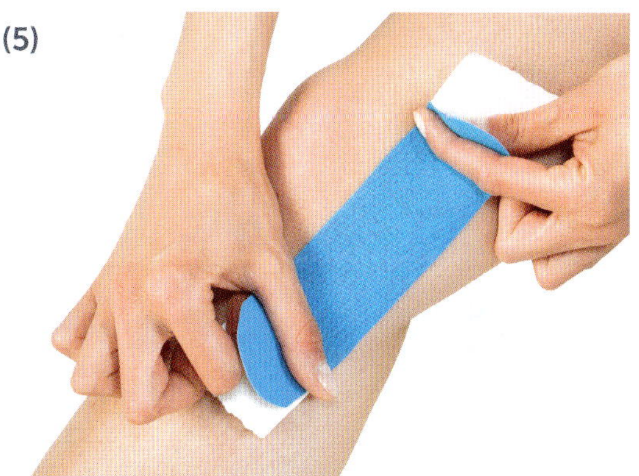

(5)

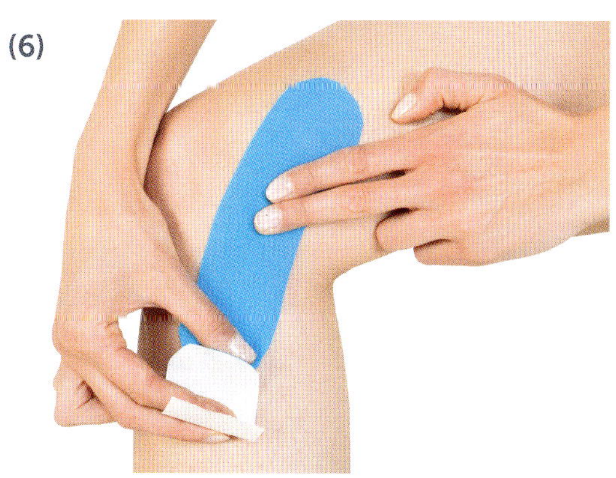

(6)

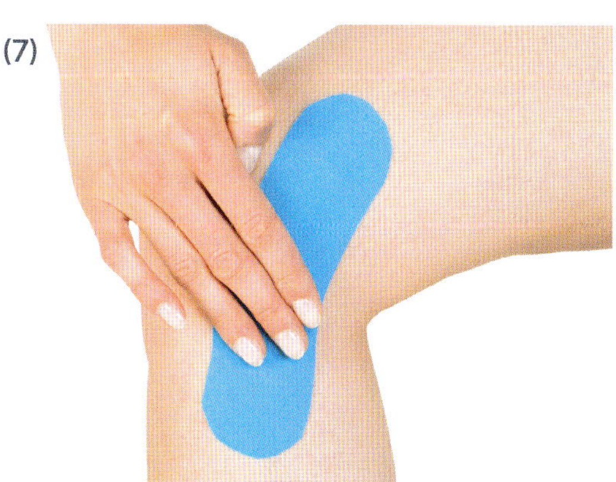

(7)

Tapeanlage bei Schwellungen (und ggf. Nervenirritationen)

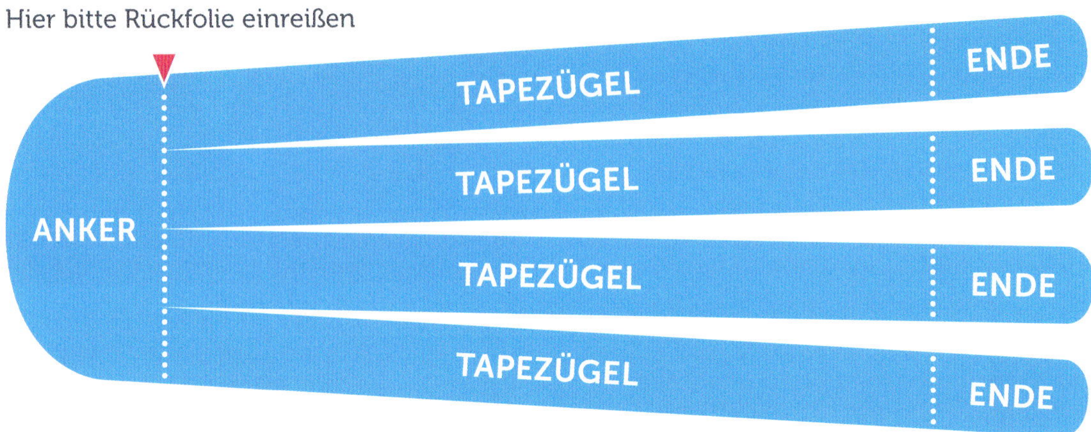

In der Schwangerschaft kann es zu einer vermehrten Wassereinlagerung z. B. im Unterarm kommen. Diese Schwellung kann dann auf den Medianusnerv drücken, sodass die Finger einschlafen. Durch das elastische Verhalten des Lymphtapes wird die Haut leicht in Falten gezogen, dadurch hebt sie sich ein wenig von der tiefer liegenden Schicht ab, ein sogenannter Liftingeffekt entsteht. Durch diesen »Abhebeeffekt« vergrößert sich der Raum zwischen der Haut und dem darunterliegenden Gewebe, der lokale Druck wird reduziert, und die Schwellung kann besser über das Lymphsystem abgebaut werden.

Für die Lymphtapes werden meist blaue (beruhigend und kühlend) Tapes verwendet, sind auch Lymphknoten betroffen, so wird zur Aktivierung des Systems das rote Tape verwendet.

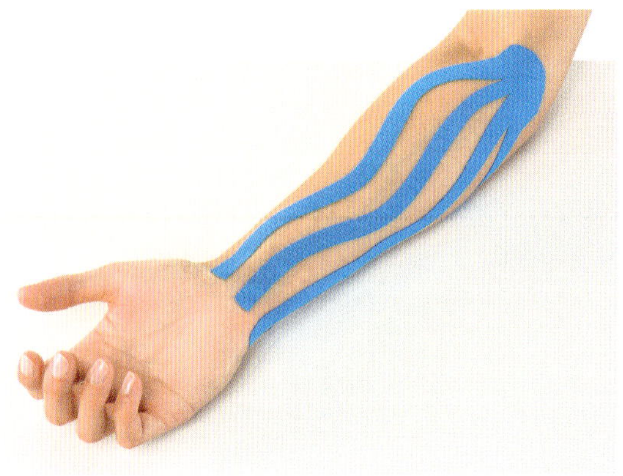

› **Fertige Tapeanlage bei einer Schwellung am Unterarm**

Bei der Anlage eines Lymphtapes wird wie folgt vorgegangen:

1 Die betroffene, geschwollene Körperregion wird so eingestellt, dass die Region gedehnt, aber nicht schmerzhaft ist.

2 Das Tape wird vom Lymphknoten bis zum Ende der geschwollenen Region ausgemessen und von der Rolle geschnitten.

3 Das I-Tape wird in der Mitte längs eingeschnitten, sodass 2 Zügel entstehen. Ein Anker von 3–4 cm Länge sollte bestehen bleiben. Jeder Zügel wird nun noch einmal längs eingeschnitten, sodass insgesamt 4 Zügel entstehen. Die Ecken werden abgerundet.

4 Das Papier auf der Rückseite des Tapes wird ca. 3 cm vor dem Ende, im Bereich des Ankers, eingerissen. Unter leichtem Zug löst sich das Papier ab und kann im Bereich der Zügel umgeknickt werden. Unter der Anlage wird das Papier dann komplett abgelöst

5 Der Anker des Fächertapes wird ohne Zug nahe bei oder auf einem Lymphknoten angelegt. Die Zügel sorgen dafür, dass die Schwellung bzw. die Flüssigkeit zum Anker hingeleitet wird.

6 Der Anker wird fixiert und jeder Fächerzügel mit sehr leichtem Zug in regelmäßigem Abstand zum nächsten auf das Schwellungsgebiet angelegt.

7 Das Tape wird angerieben und erwärmt. Dies ist wichtig, um eine optimale Haftung zu erreichen.

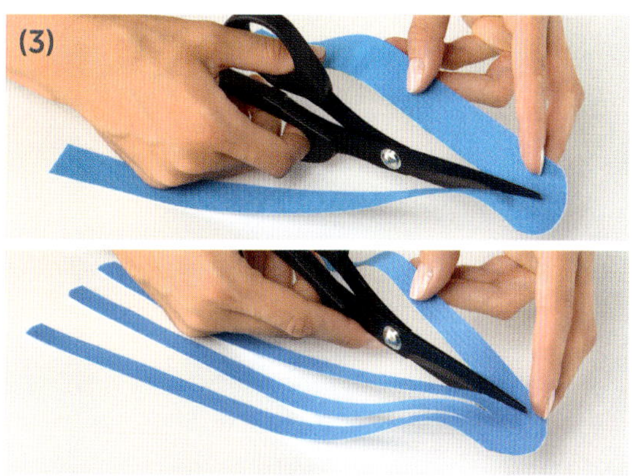
(3)

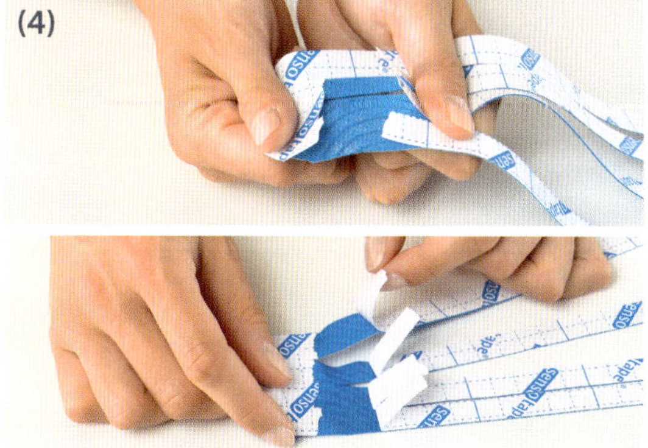
(4)

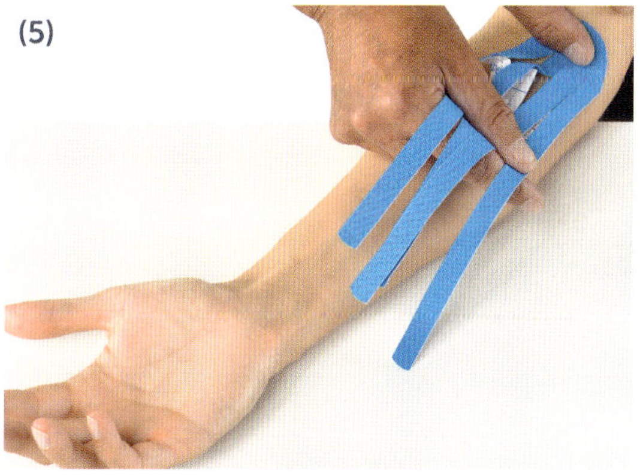
(5)

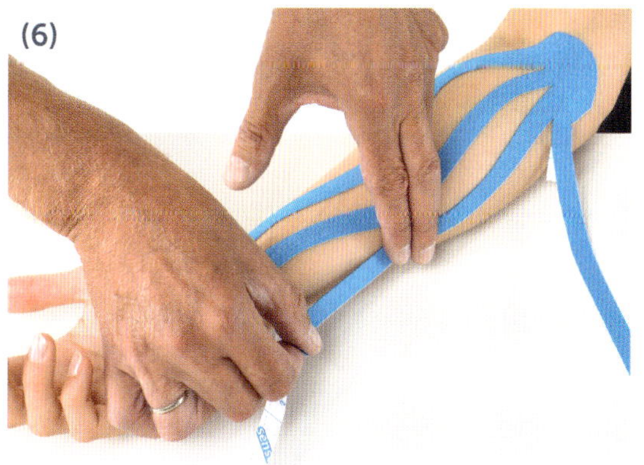
(6)

Tapeanlage bei punktuellen Schmerzen (Space- bzw. Sterntape)

Hier bitte Rückfolie einreißen

Zugrichtung

ENDE

ZENTRALER ANKER

ENDE

Wirkungsrichtung

Ein Stern- oder Spacetape setzt sich aus 4 I-Tapes zusammen. Das Wort Space kann mit dem Begriff »Raum« übersetzt werden. Das Sterntape hat einen sehr starken Liftingeffekt auf die Haut. Dadurch entsteht ein größerer Zirkulationsraum direkt über einer schmerzhaften Region, es kommt zu einer Entlastung und Druckminderung. Sowohl die Durchblutung als auch der Lymphabfluss werden verbessert. Auf diese Weise wird die Heilung des umliegenden Gewebes unterstützt.

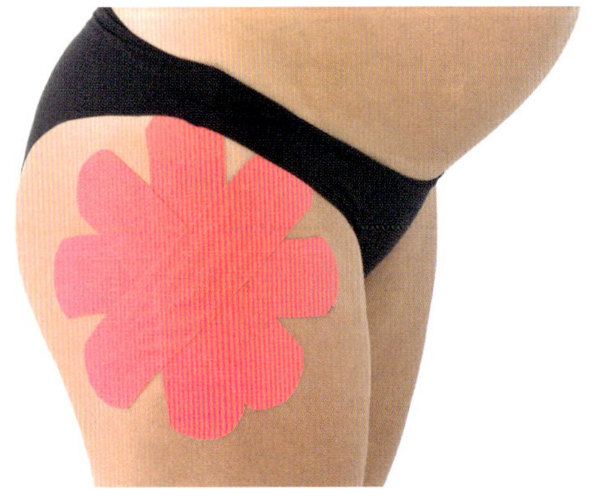

› **Fertige Tapeanlage bei seitlichem Hüftschmerz**

Bei der Anlage eines Space- oder Sterntapes wird wie folgt vorgegangen:

1 Die Schmerzregion oder der Schmerzpunkt sollte möglichst exakt lokalisiert und markiert werden, da hier das Zentrum des Sterntapes sein wird.

2 Die Schmerzregion sollte so eingestellt werden, dass die betroffene Region gedehnt ist, aber nicht zusätzlich schmerzt!

3 Die Tapelänge wird bestimmt und entsprechend von der Rolle geschnitten.

4 Die Ecken werden abgerundet, um eine längere Klebedauer zu bewirken, da sich die Enden andernfalls leichter lösen.

5 Das Papier auf der Rückseite des Tapes wird mittig eingerissen. Unter leichtem Zug löst sich das Papier ab.

6 Der zentrale Anker wird mit mittlerem Zug nach beiden Seiten über die schmerzhafte Region angelegt.

7 Die beiden I-Tapeenden werden ohne Zug aufgeklebt.

8 Das Tape wird angerieben und erwärmt. Dies ist wichtig, um eine optimale Haftung zu erreichen.

9 Ein zweites I-Tape wird in gleicher Weise im 90°-Winkel zum ersten Tape angelegt. Es entsteht ein Kreuztape. Auch dieses Tape wird angerieben und fixiert.

10 Ein drittes und viertes I-Tape werden nun diagonal mit der gleichen Technik angelegt, jeweils angerieben und fixiert. Alle I-Tapes überkreuzen sich sternförmig über dem Schmerzareal.

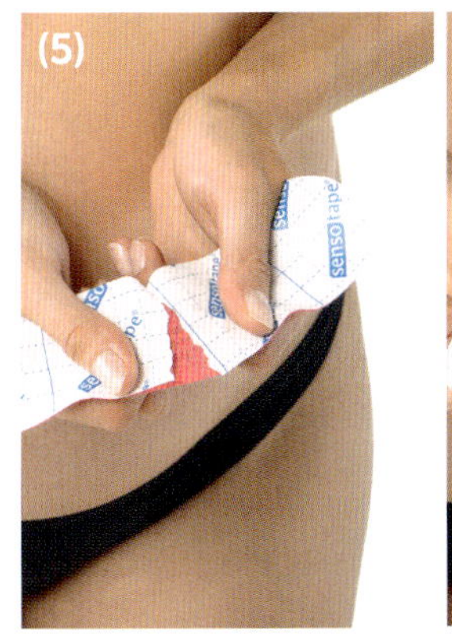

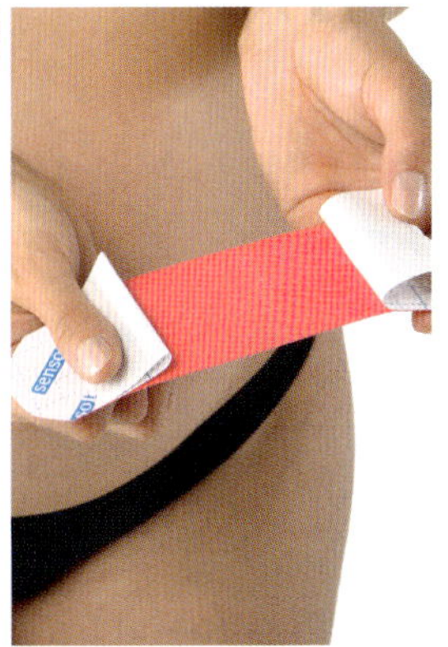

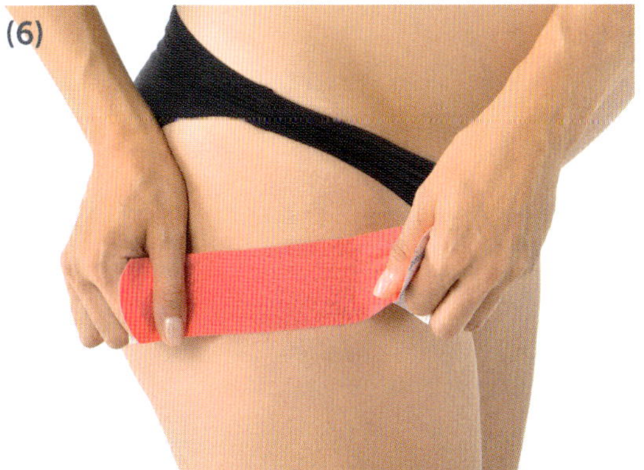

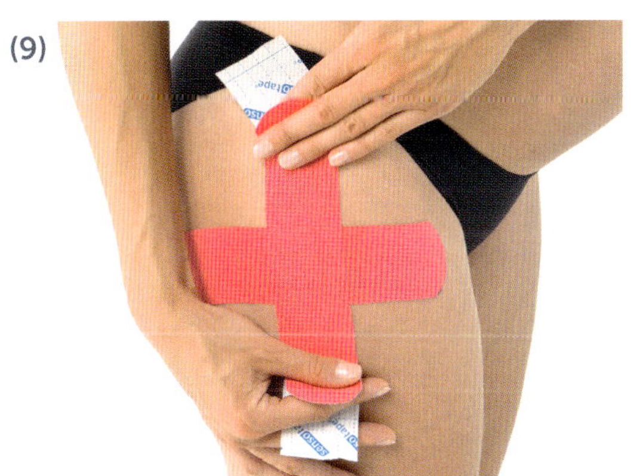

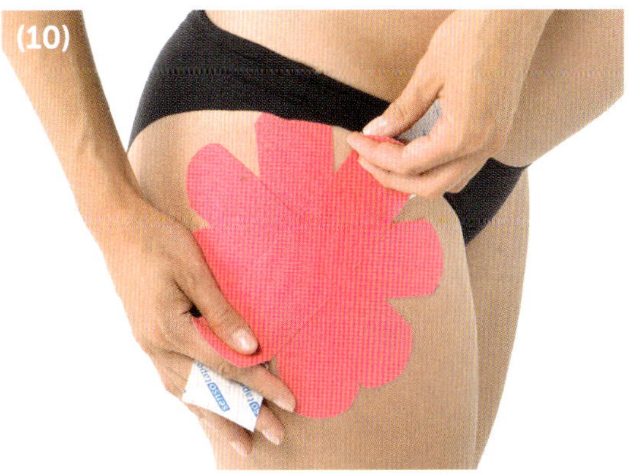

Tapeanlage zur Unterstützung

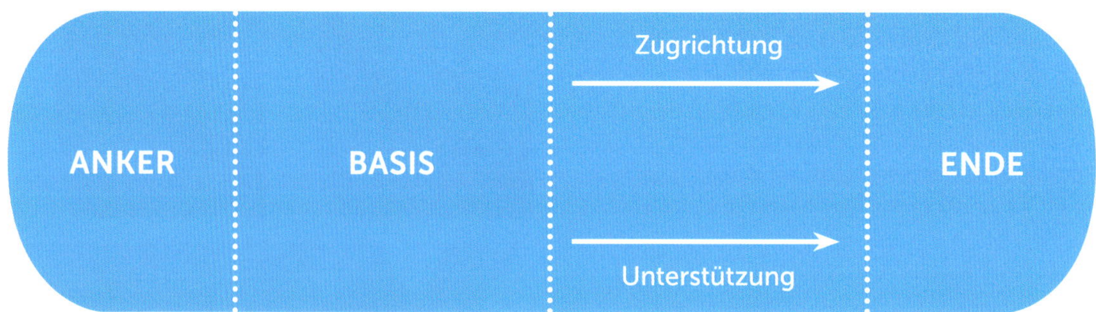

Gerade in den letzten Schwangerschaftsmonaten und bei Zwillings- und Mehrlingsschwangerschaften erhöht sich das Gewicht des Bauches enorm. Die Bauchmuskulatur ist stark gedehnt und muss trotzdem das Gewicht halten. Das kann zu Beschwerden führen. Unterstützende Tapes nehmen ein Teil des Gewichts ab und ziehen es nach hinten/oben in Richtung Wirbelsäule. Der Anteil des Tapes, der sich unterhalb der Mitte des Bauches befindet, dient dabei als Basis. Er wird ohne Zug angebracht. Über diese Basis und den Zug über die Zügel oberhalb der Bauchmitte kann dann der Bauch gehoben und die Muskulatur somit unterstützt werden.

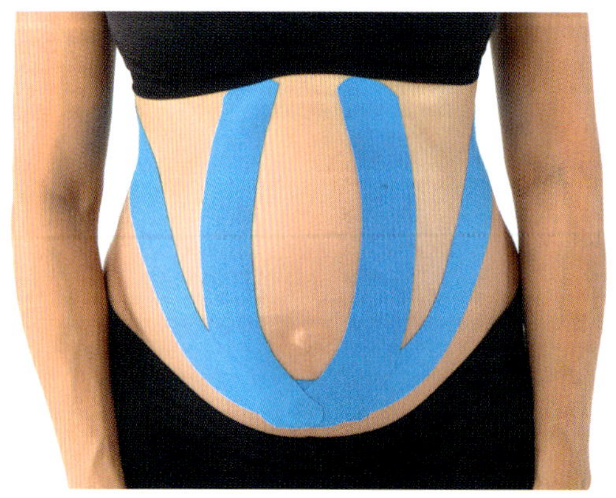

› **Fertige Anlage für ein unterstützendes Tape**

Bei der Anlage eines unterstützenden Tapes wird wie folgt vorgegangen:

1 Die betroffene Region wird getastet und somit die räumliche Lage festgestellt.

2 Die Länge des Tapes wird bestimmt. Die Länge wird nun um ca. 20 % reduziert und das Tape von der Rolle geschnitten.

3 Das Tape wird in die gewünschte Form geschnitten und die Ecken werden abgerundet, um eine längere Klebedauer zu bewirken, da sich die Enden andernfalls leichter lösen.

4 Das Papier auf der Taperückseite wird ca. 3 cm vor dem Ende, im Bereich des Ankers, eingerissen. Unter leichtem Zug löst sich das Papier ab und kann umgeknickt werden.

5 Die zu behandelnde Region wird gestreckt, indem die Schwangere aufrecht sitzt oder steht. Der Anker wird ohne Zug aufgeklebt.

6 Das Papier wird bis auf das Tapeende abgelöst, unterhalb der Mitte des Bauches wird je ein Tape rechts und links ohne Zug bis zur Bauchmitte hin angelegt. Dieser Tapeanteil dient als Basis. Über diese Basis und den Zug des Resttapes kann dann der Bauch gehoben und unterstützt werden.

7 Oberhalb der Bauchmitte wird der Tapezügel unter starkem Zug angelegt. Das Tapeende (2–3 cm) wird ohne Zug aufgeklebt.

8 Mit der gleichen Technik werden 2 weitere Tapes von unterhalb des Bauchnabels bis zu den Rippenbögen angelegt. Anschließend wird das Tape angerieben und dadurch erwärmt. Dies ist wichtig, um eine optimale Haftung zu erreichen.

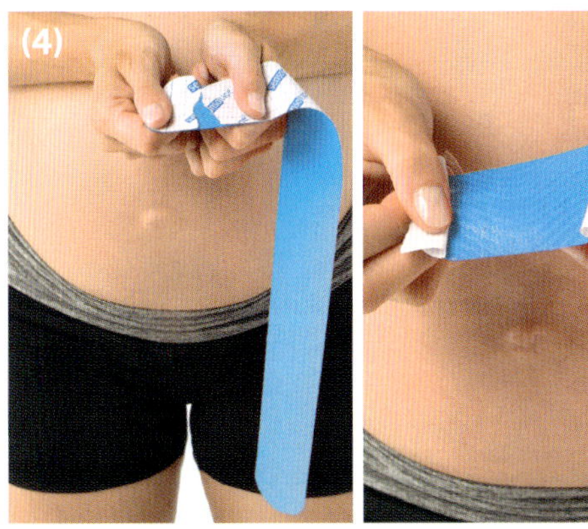
(4)

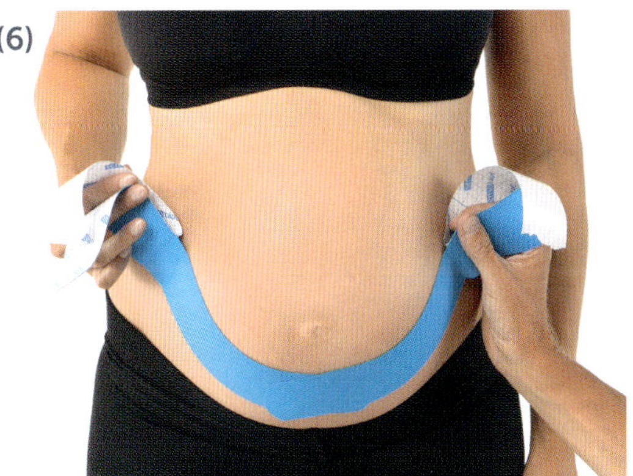
(6)

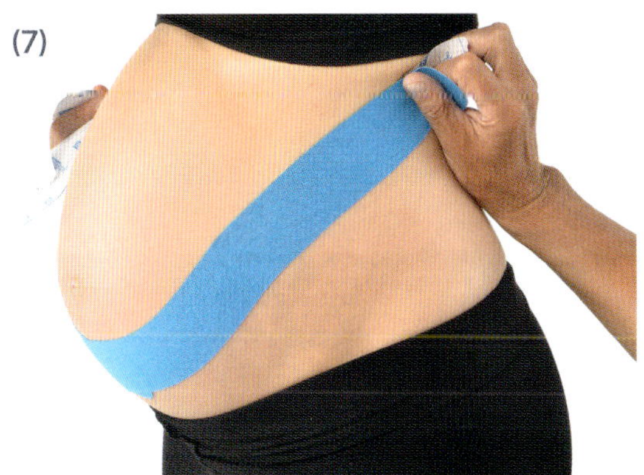
(7)

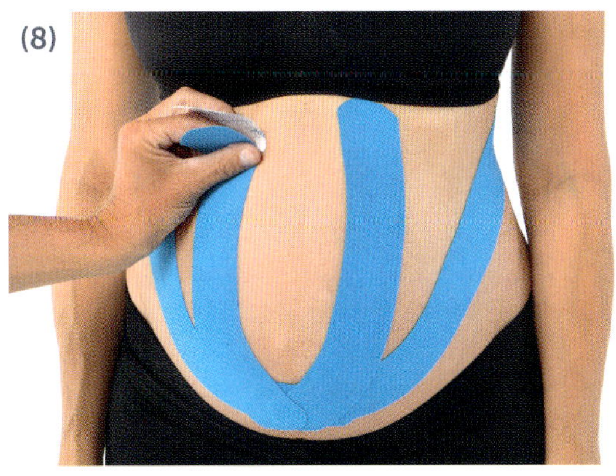
(8)

› Kombinationen von verschiedenen Tapeanlagen und Spezialtapes

Das erste Ziel beim Tapen ist meist die Schmerzreduktion. Hierfür wird je nach Schmerzursache ein Muskel- oder Spacetape verwendet. Bei einer Schwellung kann ein Lymphtape mit einem Muskel- oder Spacetape kombiniert werden. Häufig werden auch unterstützende Tapes am Bauch in Kombination verwendet.

(1) Ein spannungssenkendes Muskeltape sollte immer vor einem stabilisierenden Gelenktape angelegt werden.

(2) Bei einem Muskel- und Schmerztape (Space) sollte immer zuerst das spannungssenkende Muskeltape angelegt werden.

(3) Am Bauch können auch verschiedene unterstützende Tapes (z. B. an der geraden und schrägen Bauchmuskulatur) verwendet werden.

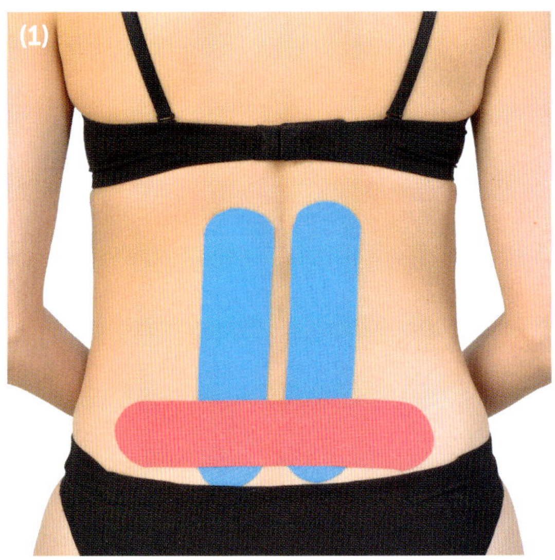

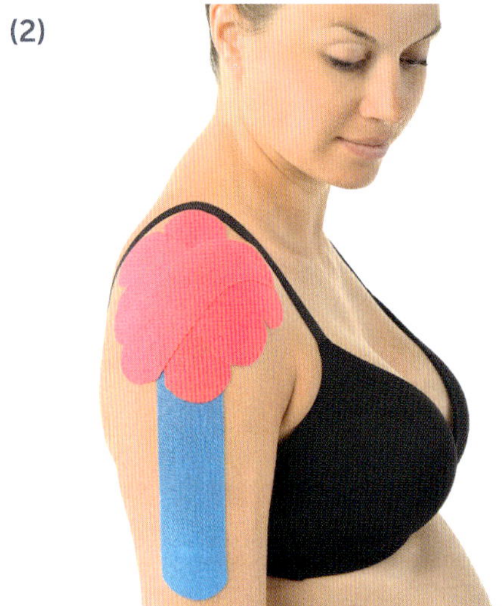
(2)

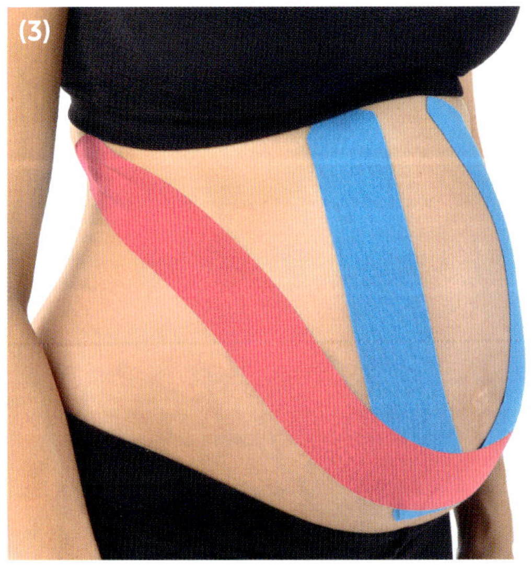

Allgemeine Tipps

› Wie verträglich ist das Tape und wie lange kann ich es tragen?

Das Tape ist atmungsaktiv und in der Regel sehr gut verträglich. Es enthält keinerlei Wirkstoffe und Arzneien. Das Tape kann bis zu einer Woche getragen werden, ohne dass es zu Qualitätseinbußen kommt. Auch beim Duschen und Baden, beim Schwimmen oder in der Sauna muss es nicht abgenommen werden. Je nach Hauttyp und Belastung kann sich das Tape aber auch früher lösen. Dann sollte es erneuert werden. Wenn es Ihnen besser geht und Sie regelmäßig Ihre Ausgleichsübungen machen, sollte das Tape nur noch getragen werden, wenn besondere Belastungen anstehen (Vorbeugung). Ein Gewöhnungseffekt sollte vermieden werden.

› Sollten die Haare entfernt werden?

Um die Haltbarkeit zu verbessern, wäre es wünschenswert, dass die Behaarung vorher entfernt wurde und das Tape direkt auf die Haut geklebt werden kann. Da es nicht jeder mag, rasiert zu sein, kann das Tape auch über die Arm- oder Beinbehaarung geklebt werden. Die Haftung und damit auch Wirkung und Haltbarkeit sind dann jedoch herabgesetzt. Je dichter die Behaarung ist, desto geringer sind Wirkung und Haltbarkeit. Daher sollte im Bereich des Nackens und des Kopfes nicht über den Haaransatz hinaus getapt werden!

› Klebeeigenschaften

Das Tape haftet sehr gut auf der Haut. Die Klebeeigenschaft wird über die Körperwärme aktiviert, die bei der Anlage durch das Anreiben noch erhöht wird. Beim Anlegen des Tapes sollte unbedingt ein Kontakt der Finger mit der Klebefläche vermieden werden, da dann das Tape auf der Haut nicht mehr gut hält!

› Kombination mit anderen Materialien

Werden Hautcremes, Salben o. Ä. verwendet, sollte vor der Tapeanlage ein Klebespray aufgetragen werden. Das führt zu einer besseren Stabilität des Tapes.

› Wie entferne ich das Tape?

Das Tape lässt sich in der Regel recht gut entfernen; es sollte immer langsam und in Verlaufsrichtung des Haarwuchses abgezogen werden, um Hautirritationen zu vermeiden. Während des Duschens/Badens ist es unter Verwendung von Seife und Wasser häufig leichter und angenehmer zu entfernen. Das Tape ist nur einmalig zu verwenden.

› Wie lagere ich das Tape?

Das Tape sollte möglichst trocken zwischen 5–35°C gelagert werden.

› Vorbeugen statt regelmäßiger Tapeanlagen

Auch wenn das Tapen eine wunderbare und einfache Art der Behandlung ist, so sollte das mittelfristige Ziel sein, wieder komplett ohne Tapes auszukommen. Viele Beschwerden, die in der Schwangerschaft auftreten, sind vorübergehend, da sie direkt mit der Schwangerschaft in Verbindung stehen (Gewichtszunahme, veränderte Statik, Einlagerung von Wasser usw.). Manchmal sind es direkte Verletzungen (bes. im Sport), häufig jedoch sind es Fehl- oder Überlastungen der Muskulatur, der Sehnen, Bänder und Gelenke, die aus einer schlechten Körperhaltung oder zu einseitigen Bewegungen resultieren und zu Beschwerden führen. Die entsprechenden Gegenbewegungen fehlen und es kommt zu einer einseitigen Belastung, die auf Dauer zu einer mit Schmerzen verbundenen Überbelastung der Strukturen führt. Regelmäßige Ausgleichsbewegungen oder Stabilisationsübungen können dafür sorgen, dass Sie neben der Schmerzbehandlung mit dem Tape die Schmerzursache direkt beeinflussen und somit nach einer gewissen Behandlungszeit wieder auf das Tape verzichten können.

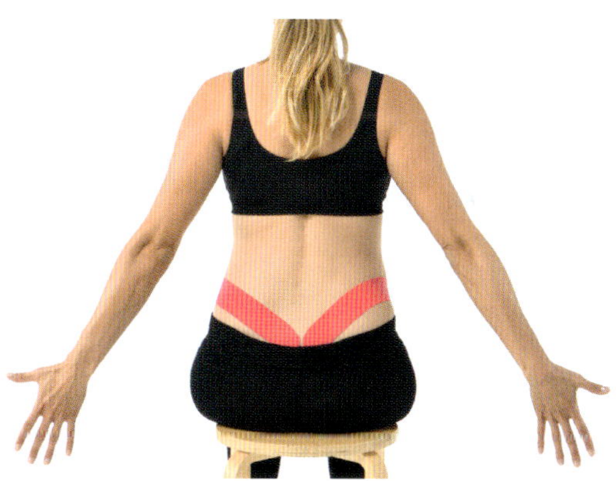

Daher zeigen wir Ihnen bei jeder Anlage eine Eigenübung, die Sie ergänzend zum Tape durchführen können, um Ihre Beschwerden langfristig zu reduzieren.

Wichtiger Hinweis vor der Anwendung:

Kinesiologische Tapes finden seit vielen Jahren erfolgreiche Anwendung in Sport und Therapie. Dennoch sind die Wirkprinzipien der Tapeanlagen bisher wissenschaftlich nicht erwiesen.
Jede Anwenderin sollte sorgsam und verantwortungsvoll mit dem Tape umgehen. Im Zweifelsfall halten Sie bitte Rücksprache mit Ihrer Hebamme oder Ärztin. Fühlen Sie sich mit einem Tape nicht wohl, so entfernen Sie es wieder.

PRAXIS –
Tapeanlagen bei Beschwerden im Hals-, Schulter- und Armbereich

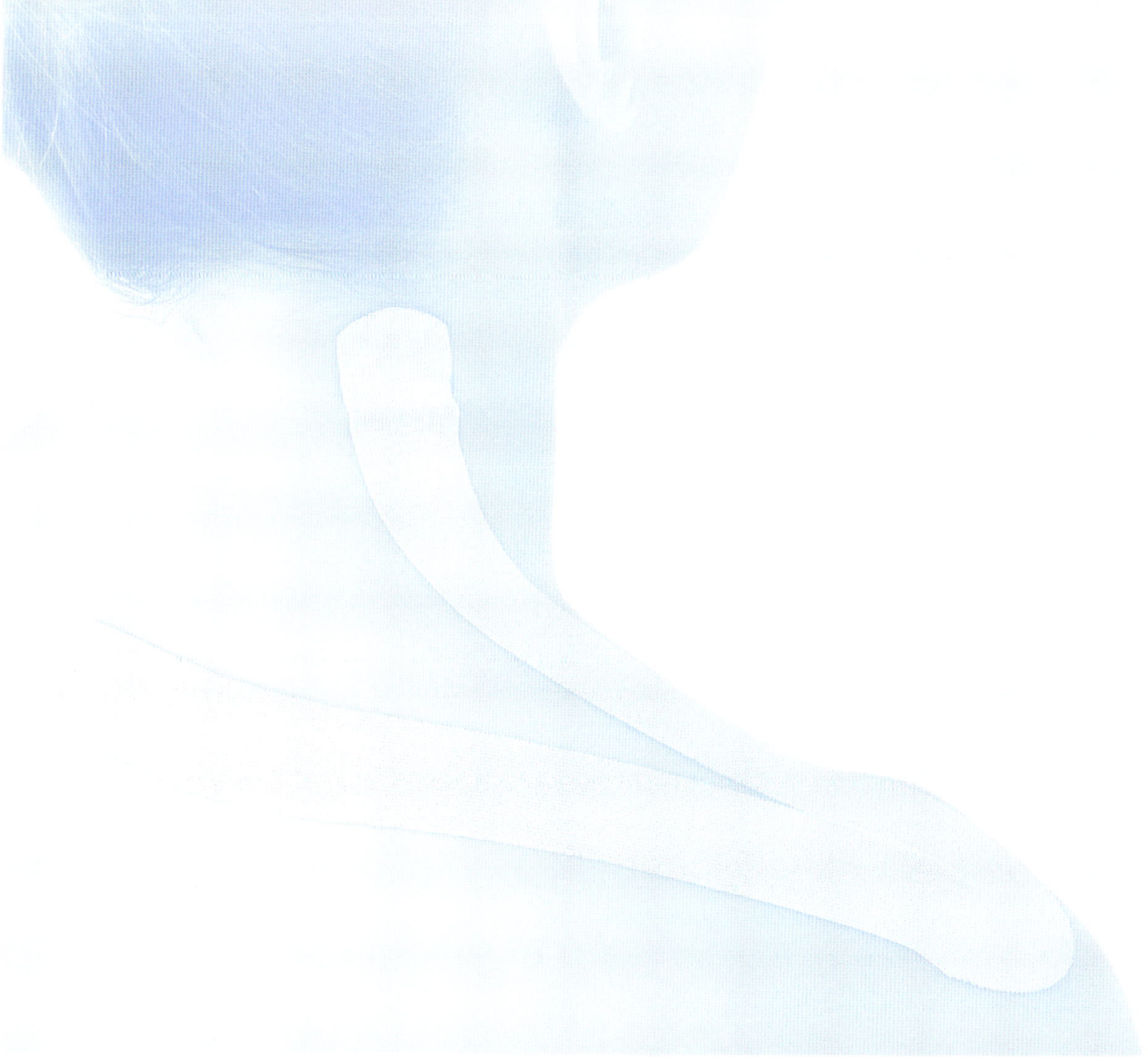

Halswirbelsäule/Nacken

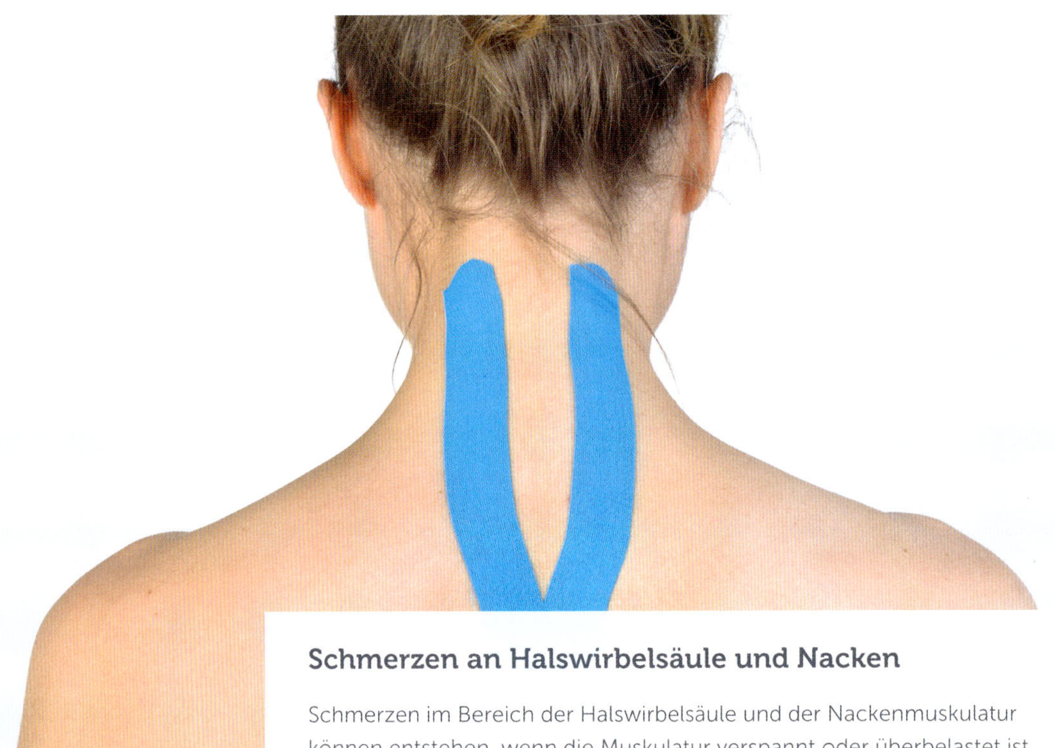

Schmerzen an Halswirbelsäule und Nacken

Schmerzen im Bereich der Halswirbelsäule und der Nackenmuskulatur können entstehen, wenn die Muskulatur verspannt oder überbelastet ist. Verspannungen sind häufig haltungsbedingt, wenn eine krumme Körperhaltung eingenommen und der Kopf in den Nacken gezogen wird (Büroarbeiten usw.). In der Schwangerschaft verändert sich die Statik der Wirbelsäule, häufig wird die Brustwirbelsäule mehr gekrümmt und die Halswirbelsäule stärker gestreckt (der Kopf wird in den Nacken gezogen). Überkopftätigkeiten oder Sportarten, bei denen viel nach oben geschaut wird (Volleyball, Basketball usw.), können ebenfalls diese Problematik fördern.

Schmerzhafte Bewegung

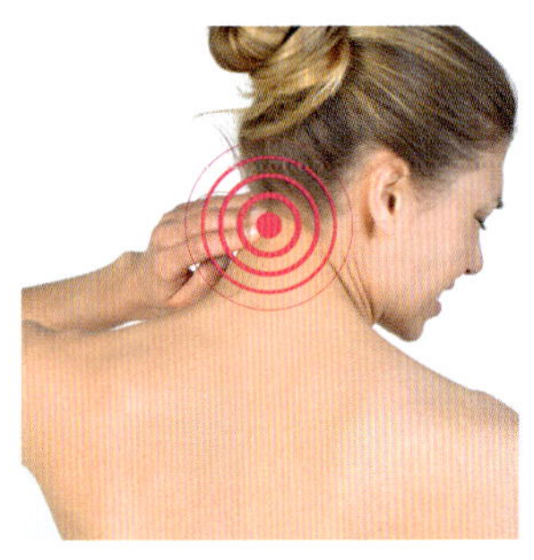

Die Tapeanlage → So funktioniert's

1: Setzen oder stellen Sie sich aufrecht hin. Kleben Sie den Anker des Y-Tapes im Bereich der oberen Brustwirbelsäule direkt auf die Dornfortsätze der Wirbelsäule.

2: Neigen Sie den Kopf nach vorne und drehen Sie den Kopf nach rechts. Fixieren Sie den Anker und kleben Sie den linken Zügel des Tapes mit leichtem Zug über die Nackenmuskulatur zum Haaransatz hin. Das Tapeende sollte ohne Zug angelegt werden. Die Haare am Hinterkopf sollten nicht überklebt werden.

3: Neigen Sie den Kopf nach vorne und drehen Sie den Kopf nach links. Fixieren Sie den Anker und kleben Sie den rechten Zügel des Tapes mit leichtem Zug über die Nackenmuskulatur zum Haaransatz hin. Das Tapeende sollte ohne Zug angelegt werden. Das gesamte Tape wird angerieben und fixiert.

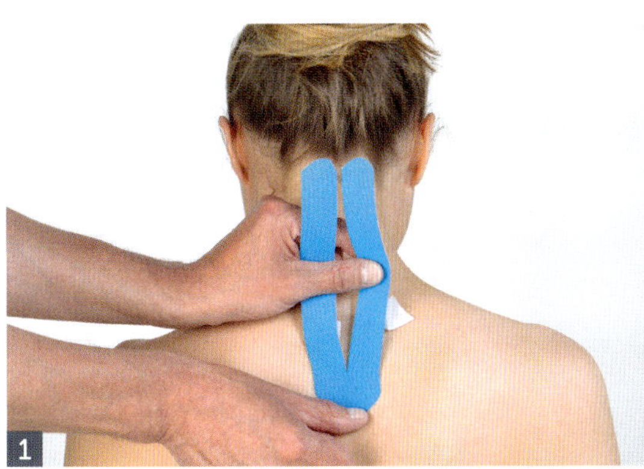

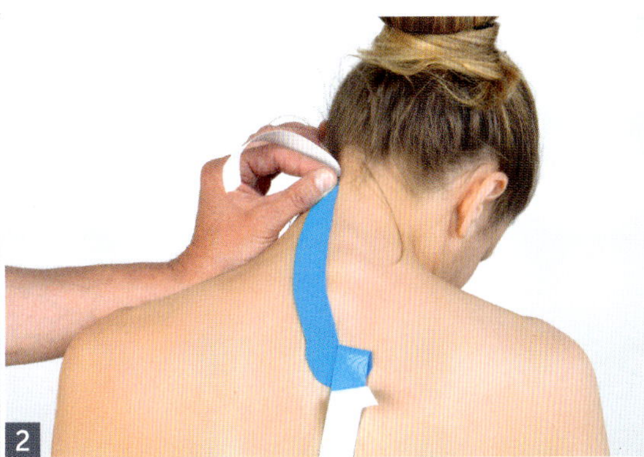

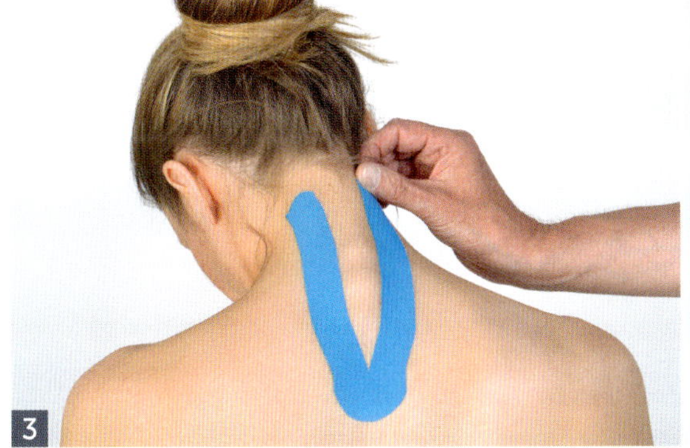

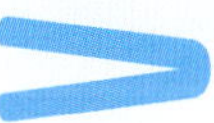

Material: 1 blaues Y-Tape
Breite: 5 cm
Länge: Messen Sie das blaue Tape von der oberen Brustwirbelsäule bis zum Haaransatz aus.
Zugstärke: leicht

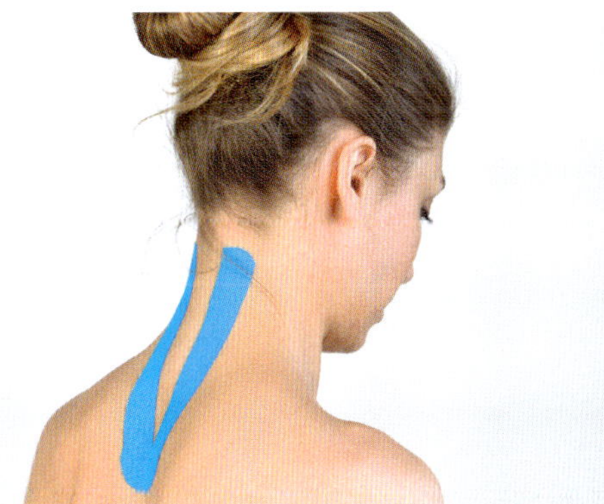

Aktive/vorbeugende Übung
Setzen Sie sich aufrecht hin und strecken Sie Ihren Nacken. Dann machen Sie ein leichtes Doppelkinn und neigen den Kopf leicht nach vorne. Führen Sie diese Bewegung mehrfach nacheinander durch.

Hinweise › **Verspannungen und Überbelastungen dieser Muskulatur können zu Kopfschmerzen und Schwindel führen.**

Lassen Sie sich dieses Tape von Ihrem Partner oder Ihrer Hebamme anlegen.

Halswirbelsäule/Bandscheibenproblematik

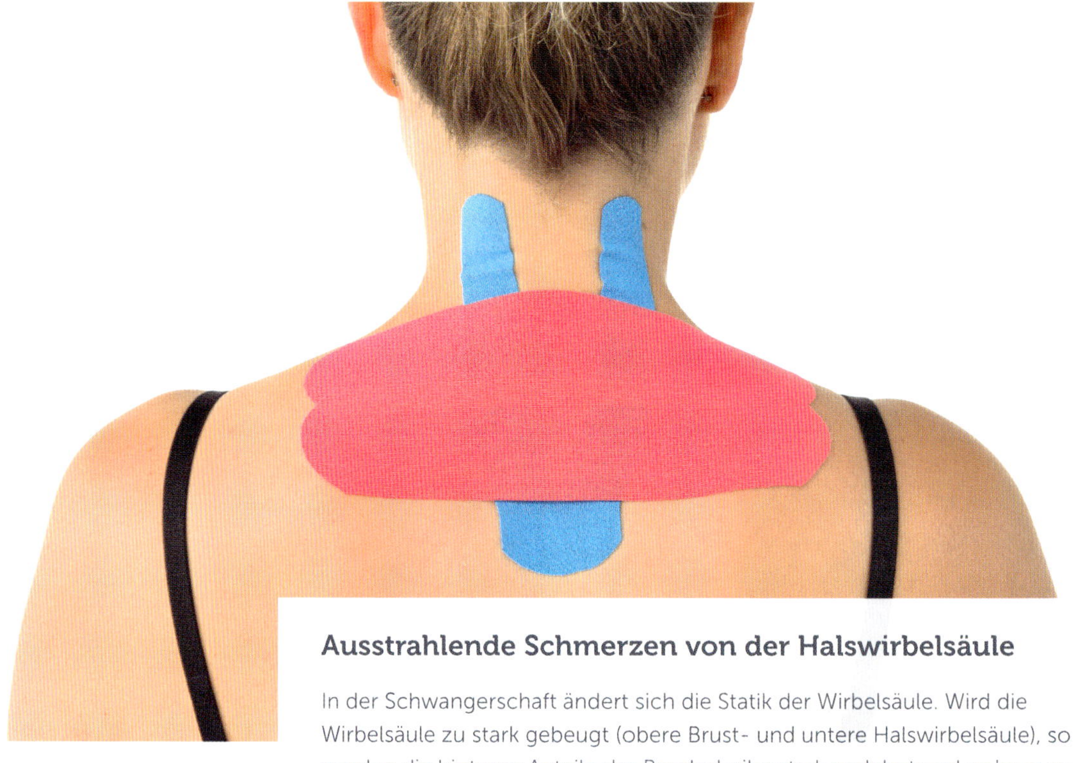

Ausstrahlende Schmerzen von der Halswirbelsäule

In der Schwangerschaft ändert sich die Statik der Wirbelsäule. Wird die Wirbelsäule zu stark gebeugt (obere Brust- und untere Halswirbelsäule), so werden die hinteren Anteile der Bandscheibe stark gedehnt und es kann zu einzelnen kleinen Rissen in diesem Anteil der Bandscheibe kommen. Der Bandscheibenkern kann sich nun weiter nach hinten verlagern, es kommt zu einer Bandscheibenvorwölbung. Diese Vorwölbung kann auf eine Nervenwurzel drücken. Stechende, brennende ausstrahlende Schmerzen in Richtung Schulterblatt oder in den Arm sind ein deutliches Zeichen einer Bandscheibenproblematik!

Die Tapeanlage → So funktioniert's

Verwenden Sie das Tape von S. 28 als Grundlage!

Schmerzhafte Region

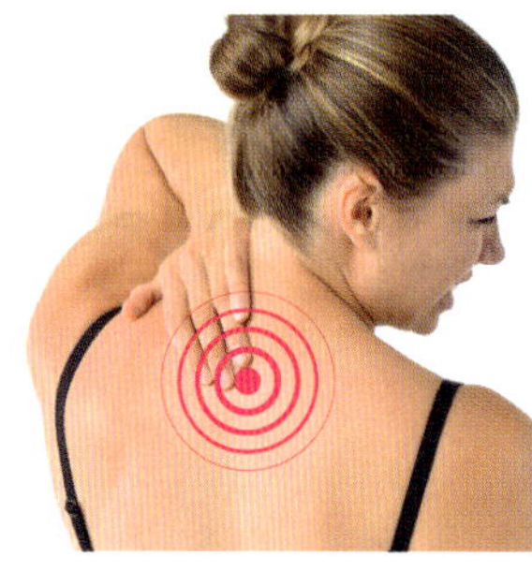

1: Kleben Sie den mittleren Anteil des roten I-Tapes mit starkem Zug nach beiden Seiten auf den Hauptschmerzbereich (meistens ist es der Übergang von der Halswirbelsäule zur Brustwirbelsäule, horizontal auf den Rücken/Nacken.
2: Das Tapeende sollte jeweils ohne Zug angelegt werden. Das gesamte Tape wird angerieben und fixiert.
3: Bei starken Beschwerden wird ein zweites rotes I-Tape mit der gleichen Technik, ein Drittel überlappend, unterhalb vom ersten roten I-Tape angelegt.

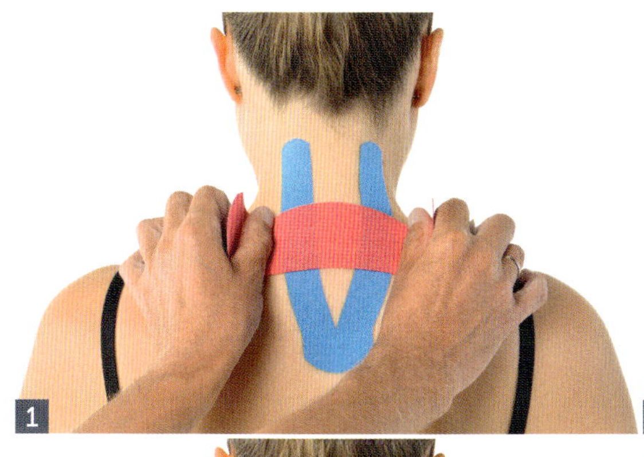

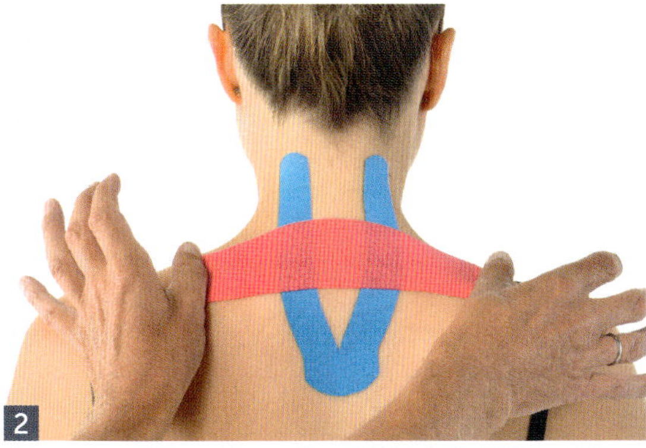

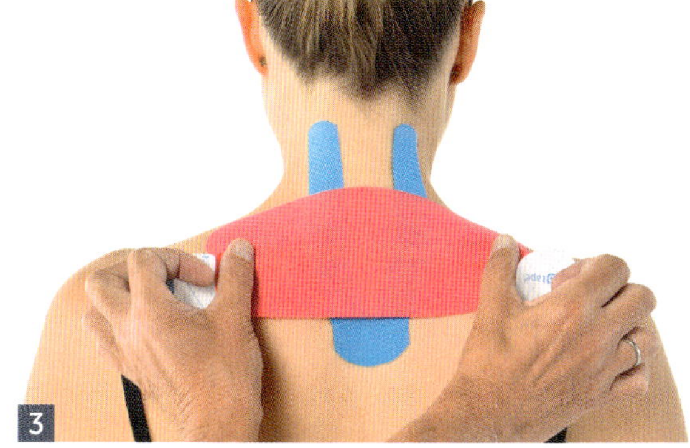

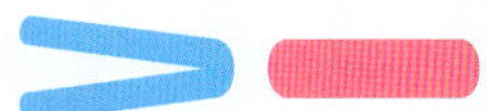

Material: 1 blaues Y-Tape, 2 rote I-Tapes
Breite: 5 cm
Länge: Messen Sie das blaue Tape von der oberen Brustwirbelsäule bis zum Haaransatz aus. Rote Tapes ca. 15 cm.
Zugstärke: Blau: leicht, Rot: stark

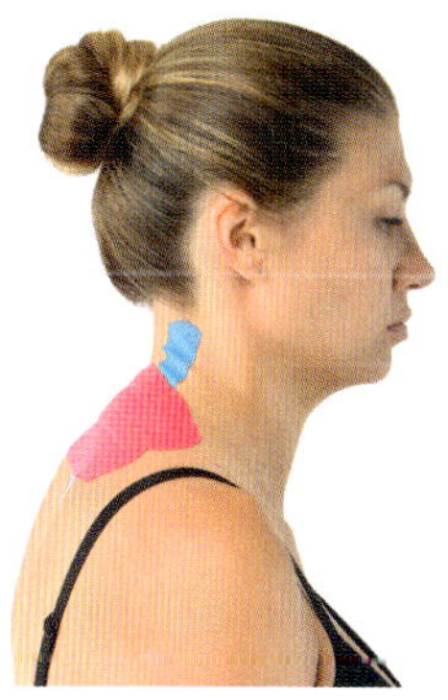

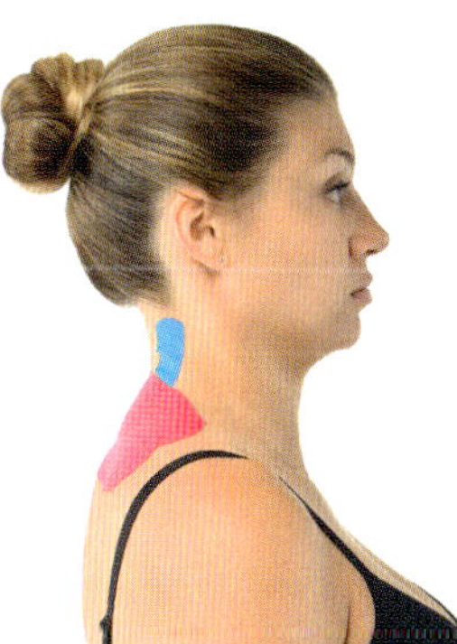

Aktive/vorbeugende Übung
Setzen oder stellen Sie sich aufrecht hin. Strecken Sie den Nacken und schieben Sie den Kopf leicht nach hinten/oben. Wiederholen Sie diese Bewegung mehrfach!

Hinweise › Sollten sehr starke ausstrahlenden Schmerzen oder ein Taubheitsgefühl auftreten, so sollte ein Arzt aufgesucht werden, um einen Bandscheibenvorfall auszuschließen!

Lassen Sie sich dieses Tape von Ihrem Partner oder Ihrer Hebamme anlegen.

Kopfschmerzen

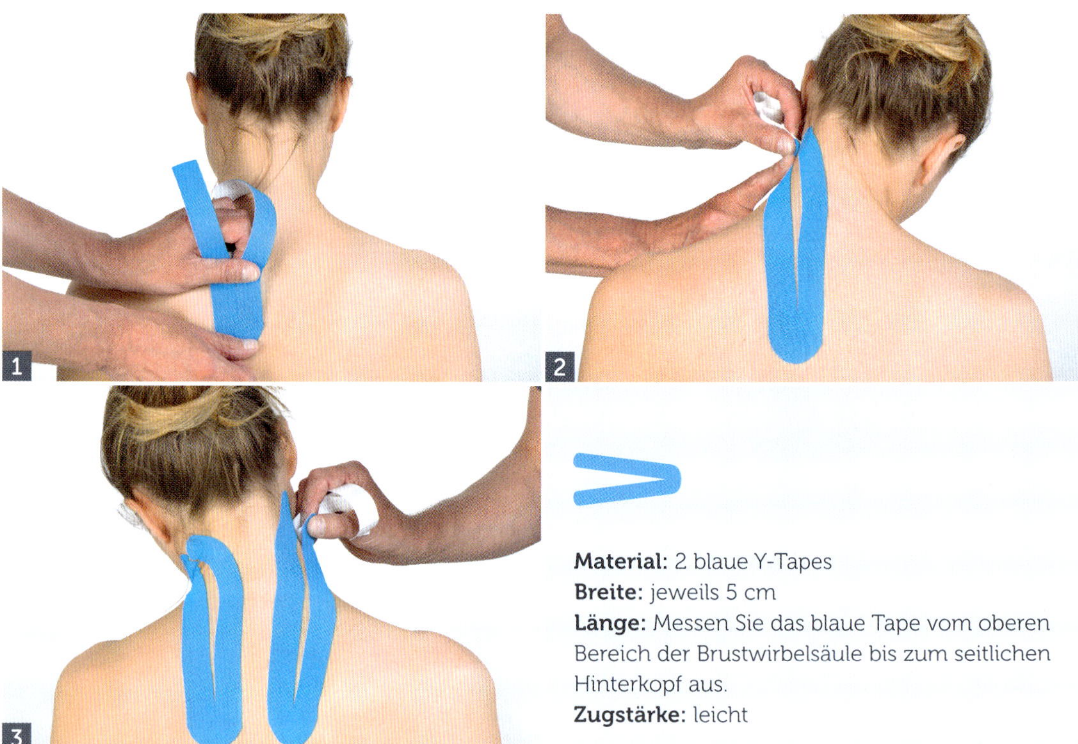

Material: 2 blaue Y-Tapes
Breite: jeweils 5 cm
Länge: Messen Sie das blaue Tape vom oberen Bereich der Brustwirbelsäule bis zum seitlichen Hinterkopf aus.
Zugstärke: leicht

Kopfschmerzen

Kopfschmerzen haben häufig ihre Ursache im Bereich der Schultergürtel- und Nackenmuskulatur (Verspannungskopfschmerz). Dadurch können die Adern und Nerven gedrückt werden, die verschiedene Bereiche des Kopfes versorgen. Verspannungen sind häufig haltungsbedingt, wenn eine krumme Körperhaltung eingenommen und der Kopf in den Nacken gezogen wird. In der Schwangerschaft verändert sich die Statik der Wirbelsäule, häufig wird die Brustwirbelsäule mehr gekrümmt und die Halswirbelsäule stärker gestreckt (der Kopf wird in den Nacken gezogen).
Kälte, Stress und psychische Belastungen können diese Ursachen noch verstärken.

Hinweis › **Lassen Sie sich dieses Tape von Ihrem Partner oder Ihrer Hebamme anlegen.**

Die Tapeanlage → So funktioniert's

1: **Setzen oder stellen Sie sich aufrecht hin. Kleben Sie den Anker des ersten Y-Tapes im Bereich der oberen Brustwirbelsäule seitlich der Dornfortsätze auf den Rücken (hier links).**

2: **Neigen Sie den Kopf nach vorne und drehen Sie den Kopf nach rechts. Fixieren Sie den Anker und kleben Sie den inneren (hier: rechten) Zügel des Tapes mit leichtem Zug entlang der Wirbelsäule bis zum mittleren Nacken, dann macht das Tape einen Bogen und zieht in Richtung Ohr. Der äußere Zügel wird mit gleicher Technik seitlich des ersten Zügels angelegt. Das Tapeende sollte jeweils ohne Zug aufgeklebt werden. Das gesamte Tape wird angerieben und fixiert.**

3: **Das zweite Y-Tape wird (hier rechts) mit der gleichen Technik wie links angelegt. Hierzu neigen Sie den Kopf nach vorne und drehen Sie den Kopf nach links. Das gesamte Tape wird angerieben und fixiert.**

Migräne

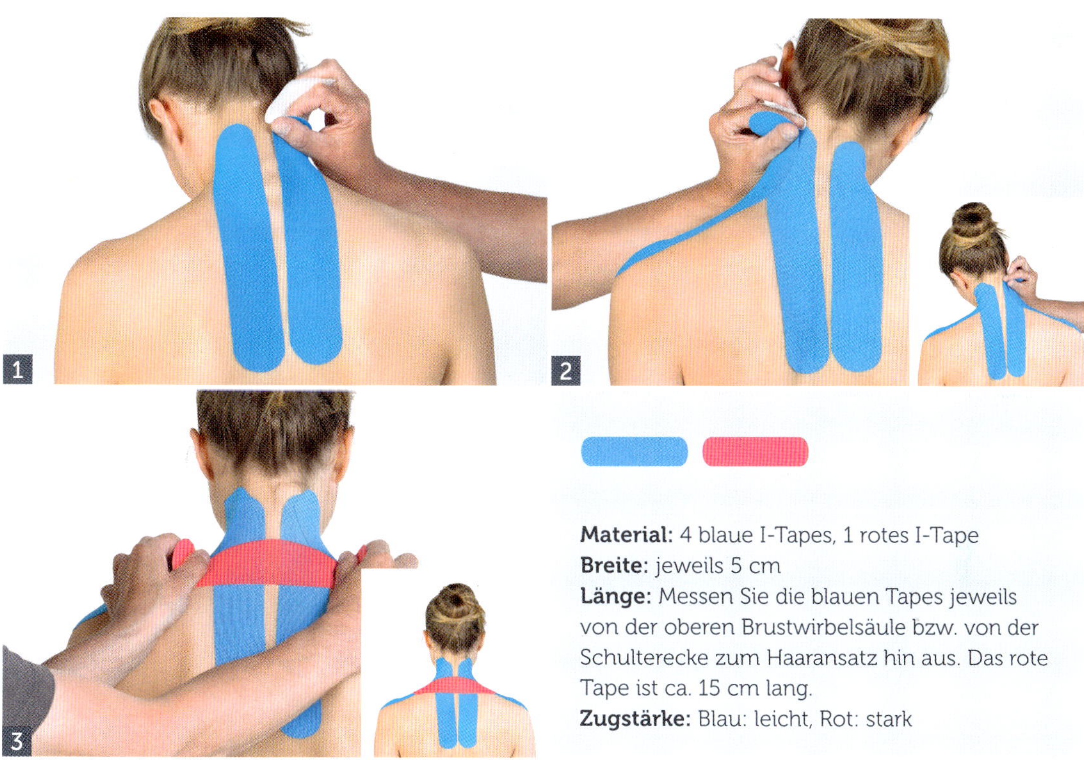

Material: 4 blaue I-Tapes, 1 rotes I-Tape
Breite: jeweils 5 cm
Länge: Messen Sie die blauen Tapes jeweils von der oberen Brustwirbelsäule bzw. von der Schulterecke zum Haaransatz hin aus. Das rote Tape ist ca. 15 cm lang.
Zugstärke: Blau: leicht, Rot: stark

Migräne

Ein Migräneanfall geht in der Regel mit deutlichen Kopfschmerzen und Verspannungen im Schulter-Nacken-Bereich einher. Mit dem Tape ist die Migräne mit Sicherheit nicht zu beheben oder ursächlich zu behandeln, das Tape kann aber die Symptome im Schulter-, Nacken- und Kopfbereich lindern!

Hinweis › **Lassen Sie sich dieses Tape von Ihrem Partner oder Ihrer Hebamme anlegen.**

Die Tapeanlage → So funktioniert's

1: **Setzen oder stellen Sie sich aufrecht hin. Kleben Sie den Anker des ersten I-Tapes im Bereich der oberen Brustwirbelsäule links seitlich der Dornfortsätze auf den Rücken. Neigen Sie den Kopf nach vorne und drehen Sie den Kopf nach rechts. Kleben Sie den Zügel des Tapes mit leichtem Zug entlang der Wirbelsäule bis zum Haaransatz. Ein zweites I-Tape wird mit der gleichen Technik rechts der Wirbelsäule angelegt.**

2: **Neigen Sie den Kopf nach rechts. Kleben Sie den Anker des I-Tapes links auf die Schulterhöhe und kleben Sie das Tape mit leichtem Zug über die Schulterhöhe zum Haaransatz hin. Ein zweites I-Tape wird mit der gleichen Technik auf der rechten Schulter angelegt.**

3: **Kleben Sie den mittleren Anteil des roten I-Tapes mit starkem Zug nach beiden Seiten im Bereich der Hals-/Brustwirbelsäule horizontal auf den unteren Nacken.**

Verspannungen im Schulter-Nacken-Bereich

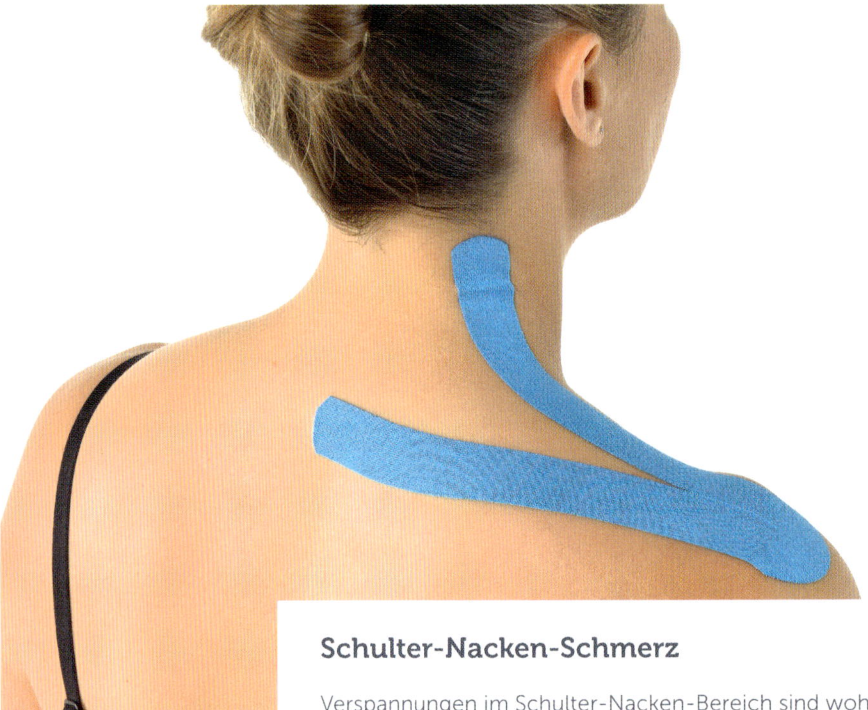

Schulter-Nacken-Schmerz

Verspannungen im Schulter-Nacken-Bereich sind wohl die bekanntesten Schmerzen. Verspannungen in dieser Region treten häufig auf, wenn die Schultern vermehrt hochgezogen werden. Das macht man besonders in der krummen Körperhaltung. Aber auch Hebe- und Tragetätigkeiten, Überkopfarbeiten, Stress und allgemeine Überbelastungen führen häufig zu Verspannungen in dieser Region. Der Kapuzenmuskel bildet das Relief der Schulterhöhe und ist somit recht leicht zu tapen. Dieses Tape kann sowohl während der Schwangerschaft wie auch danach angewendet werden (Stillphase, Heben und Tragen).

Die Tapeanlage → So funktioniert's

1: Setzen oder stellen Sie sich aufrecht hin. Kleben Sie den Anker des Y-Tapes von oben auf das Schultereckgelenk.

2: Neigen Sie den Kopf zur Gegenseite und machen Sie ein leichtes Doppelkinn. Ziehen Sie den Schultergürtel nach unten, ohne dass der betroffene Muskel schmerzt. Kleben Sie den oberen Zügel des Y-Tapes mit leichtem Zug über die Schulterhöhe bis zum Haaransatz. Das Tapeende sollte ohne Zug angelegt werden.

3: Kleben Sie den unteren Zügel des Y-Tapes mit leichtem Zug leicht aufsteigend zur Wirbelsäule hin. Das Tapeende sollte ohne Zug angelegt werden. Das gesamte Tape wird angerieben und fixiert.

Schmerzhafte Region

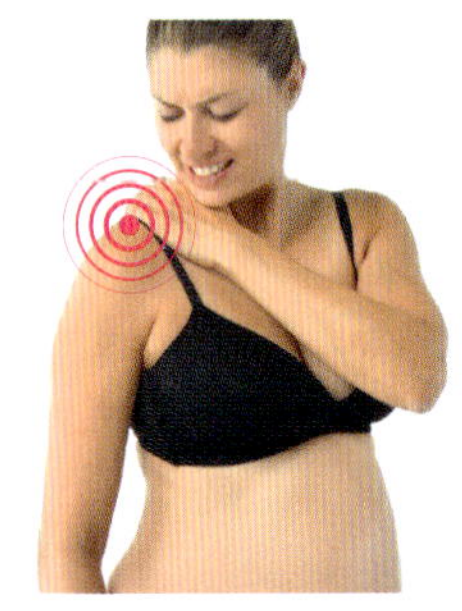

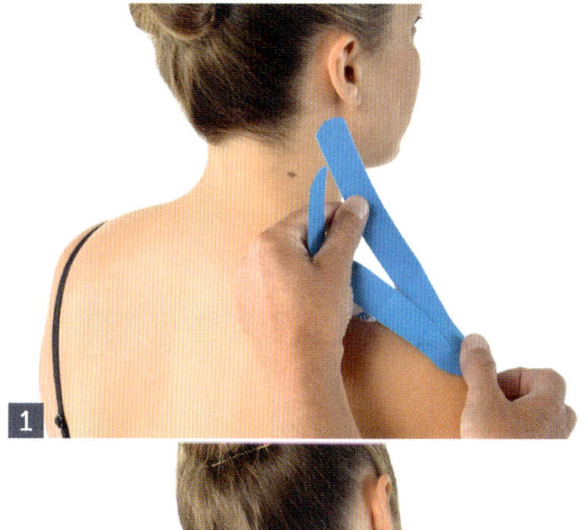

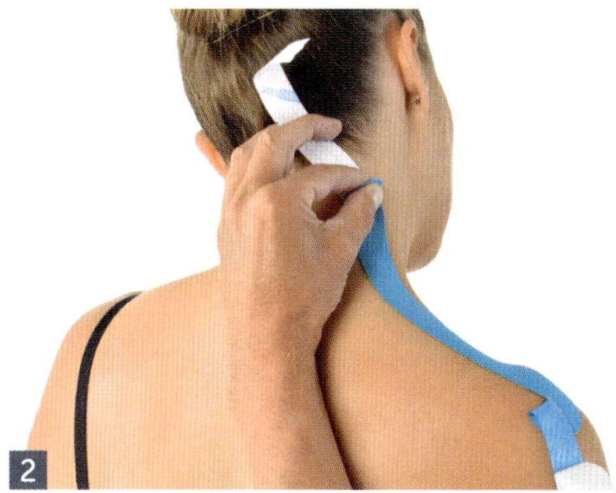

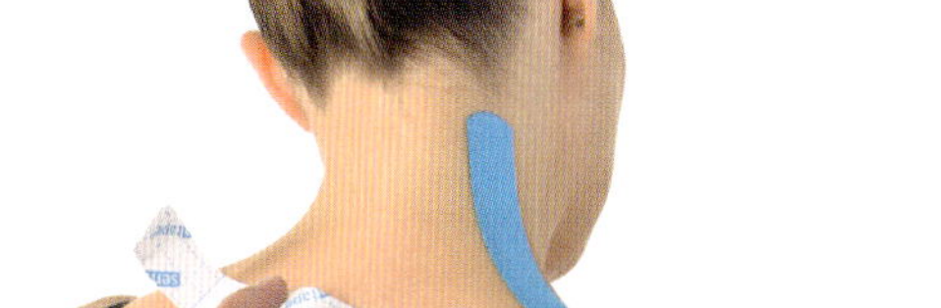

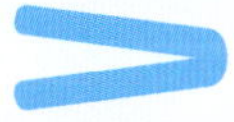

Material: 1 blaues Y-Tape
Breite: 5 cm
Länge: Messen Sie das blaue Tape vom Schulterdach bis zum Haaransatz aus.
Zugstärke: leicht

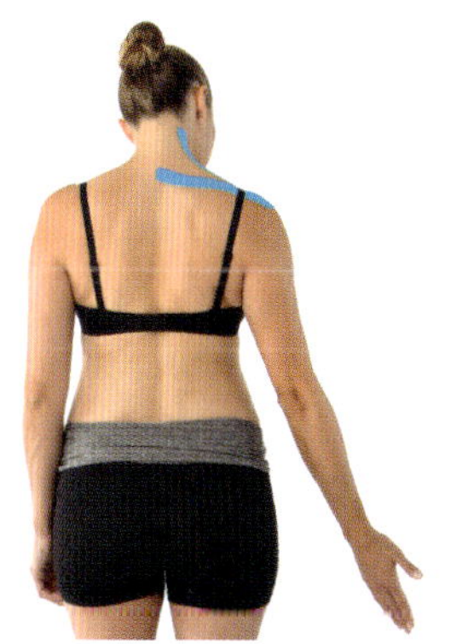

Aktive/vorbeugende Übung
Stellen Sie sich aufrecht hin. Um den Muskel zu dehnen, neigen Sie den Kopf zur Gegenseite und machen Sie ein leichtes Doppelkinn. Drehen Sie den Arm der betroffenen Seite nach außen und ziehen Sie das Schulterblatt nach hinten unten, bis Sie ein leichtes Ziehen verspüren. Halten Sie diese Stellung für mind. 5 Sekunden.

Hinweise › Verspannungen im Schulter-Nacken-Bereich können zu Kopfschmerzen führen. Daher wird dieses Tape speziell bei Kopfschmerzpatienten oft angewendet.

Dieses Tape kann als Eigentape oder Partnertape angelegt werden.

Schmerzen bei der Armhebung

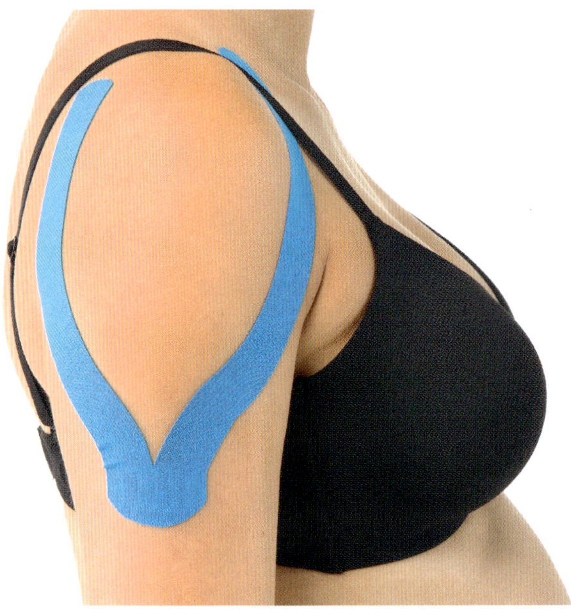

Schmerzen bei der Armhebung

Überkopfarbeiten, aber auch alltägliche Aktivitäten, wie Arbeiten am PC, Haus- und Gartenarbeiten usw., gehen in der Regel mit einer seitlichen oder vorderen Armhebung einher. Auf Dauer kann die Aktivität zu einer Überbelastung führen, die Schmerzen im Bereich des Muskels oder des Schultergelenks hervorruft.
Da die Bänder in der Schwangerschaft lockerer sind, ist eine vermehrte muskuläre Aktivität notwendig, was zur Überbelastung führen kann. Dieses Tape kann sowohl während der Schwangerschaft wie auch danach angewendet werden (Stillphase, Heben und Tragen).

Die Tapeanlage → So funktioniert's

1: Stellen Sie sich aufrecht hin. Lassen Sie den Arm seitlich am Körper. Kleben Sie den Anker des blauen Y-Tapes auf die Mitte des seitlichen Oberarms.

2: Legen Sie die Hand der betroffenen Seite auf die gegenüberliegende Schulter. Kleben Sie den hinteren Zügel des Tapes über den hinteren Anteil des Deltamuskels bis zum oberen/äußeren Rand des Schulterblatts. Das Tapeende sollte ohne Zug angelegt werden.

3: Strecken Sie den Arm nach hinten. Kleben Sie den vorderen Zügel des Tapes über den vorderen Anteil des Deltamuskels bis zum äußeren Rand des Schlüsselbeins. Das Tapeende sollte ohne Zug angelegt werden. Das gesamte Tape wird angerieben und fixiert.

Schmerzhafte Bewegung

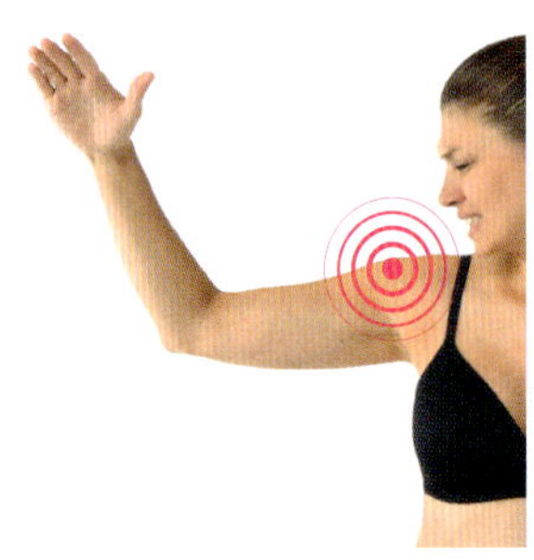

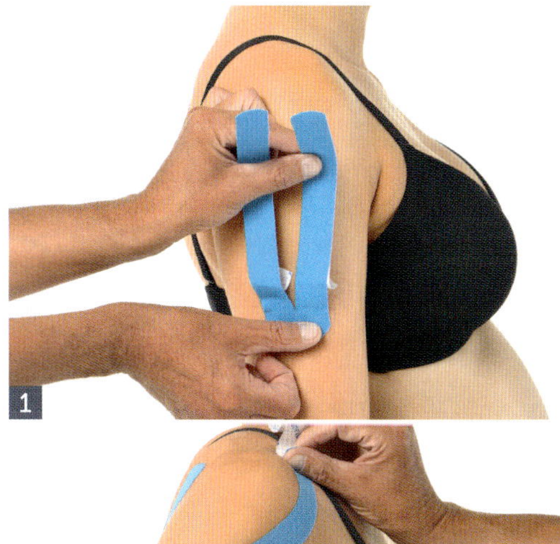

1

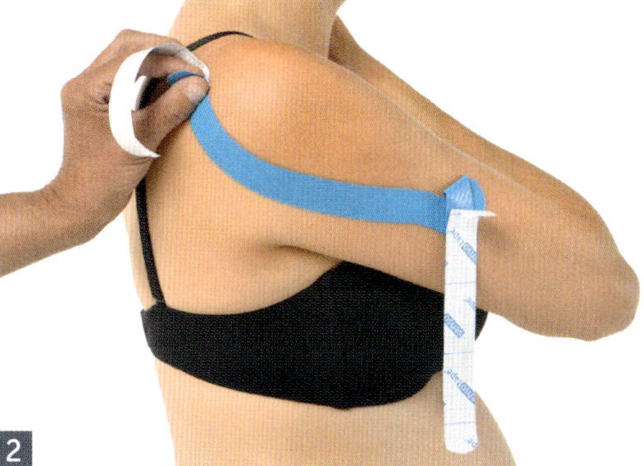

2

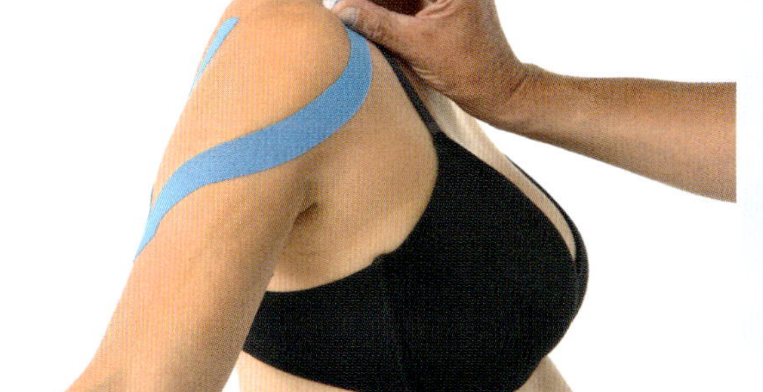

3

Material: 1 blaues Y-Tape
Breite: 5 cm
Länge: Messen Sie das Tape von der Mitte des Oberarms bis zum äußeren Rand des Schlüsselbeins aus, dabei hängt der Arm neben dem Körper.
Zugstärke: leicht

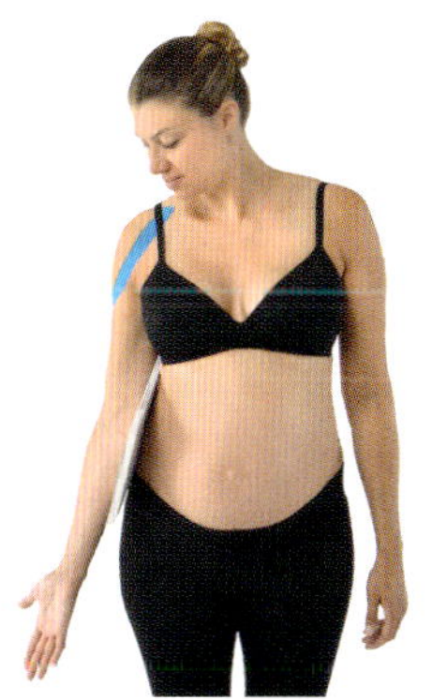

Aktive/vorbeugende Übung
Drehen Sie die Handfläche nach vorne und ziehen Sie den Arm kräftig zum Körper. Hilfreich ist es, wenn Sie ein leichtes Buch zwischen Arm und Taille klemmen. Halten Sie die diese Stellung für mehrere Sekunden.

Hinweise › Wenn es bei der seitlichen Armhebung zu einem stechenden Schmerz kommt und dic Schulter leicht erwärmt ist, sollte ein Arzt aufgesucht werden, um eine Schleimbeutelentzündung auszuschließen.

Dieses Tape kann als Eigentape oder Partnertape angelegt werden.

Schultergelenkschmerzen

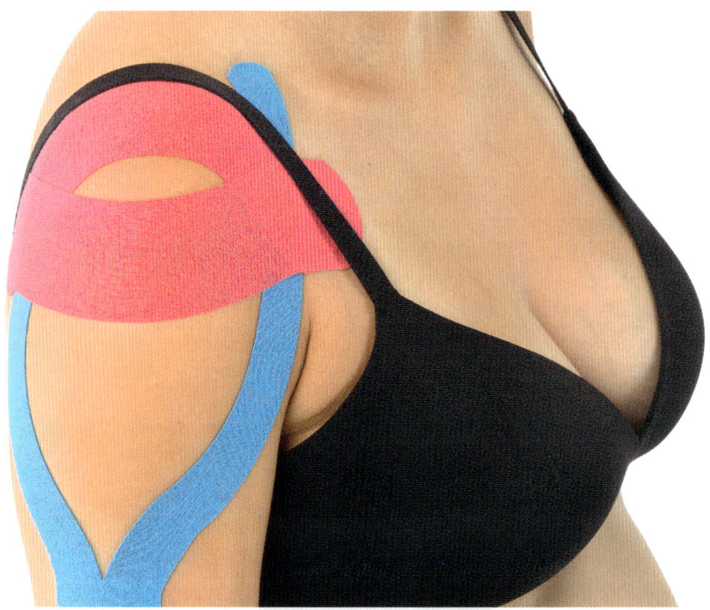

Schmerzen im Schultergelenk

Wenn das Schultergelenk bei verschiedenen Bewegungen schmerzhaft ist (Drehung und hohe Armhebung), so könnten verschiedene Strukturen die Schmerzen verursachen. Muskuläre Ungleichgewichte oder Überbelastungen der Bänder und der Gelenkkapsel können zu unterschiedlichen Schmerzsyndromen an der Schulter führen. Da die Bänder in der Schwangerschaft lockerer sind, ist eine vermehrte muskuläre Aktivität notwendig, was zur Überbelastung führen kann. Daher wird hier ein Kombitape verwendet, das sowohl auf die Muskulatur wie auf die Bandstrukturen wirkt.

Die Tapeanlage → So funktioniert's

1: Legen Sie sich zuerst ein blaues Y-Tape auf den Deltamuskel an (s. S. 36). Stellen Sie sich aufrecht hin. Lassen Sie den Arm seitlich am Körper hängen. Kleben Sie den mittleren Teil des roten I-Tapes auf die Schulter und ziehen Sie den vorderen Anteil des Tapes mit starkem Zug nach vorne und unten. Das Tapeende sollte ohne Zug angelegt werden.

2: Ziehen Sie den hinteren Anteil des Tapes mit starkem Zug nach hinten und unten. Das Tapeende sollte ohne Zug aufgeklebt werden. Das gesamte Tape wird angerieben und fixiert.

3: Der Anker des zweiten roten I-Tapes wird unter dem Schlüsselbein angelegt. Das Tape wird mit starkem Zug um den Oberarm gezogen und endet am Schulterblatt. Das Tapeende sollte ohne Zug aufgeklebt werden. Das gesamte Tape wird angerieben und fixiert.

Schmerzhafte Bewegung

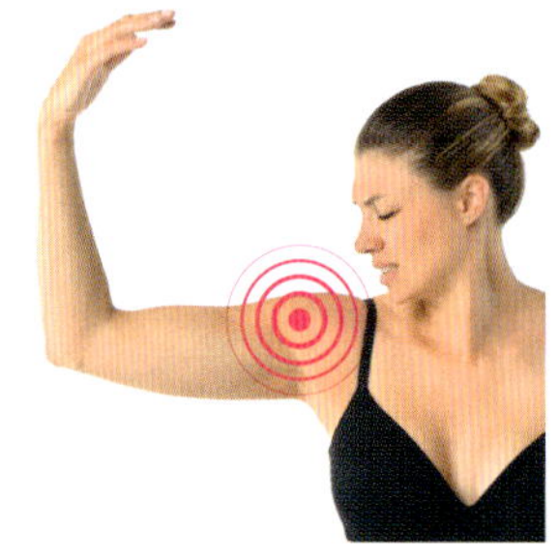

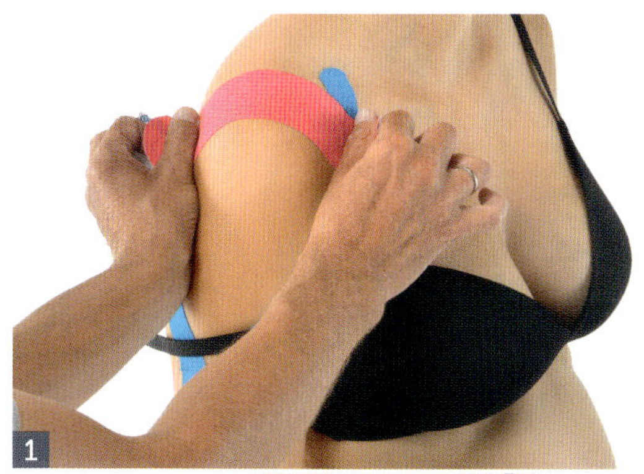

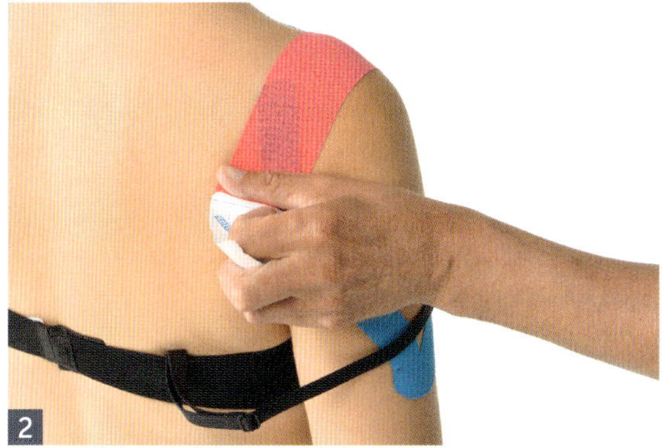

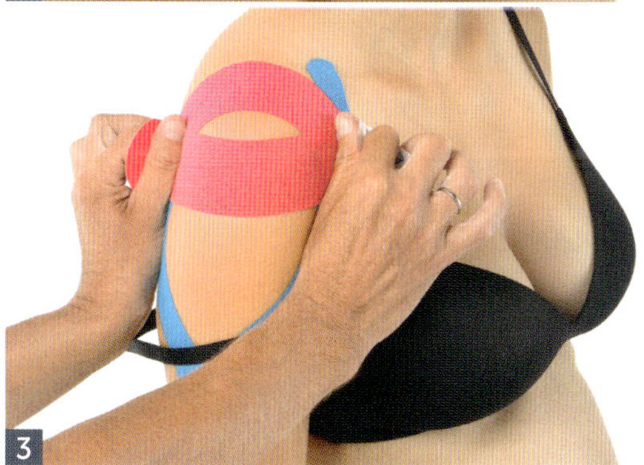

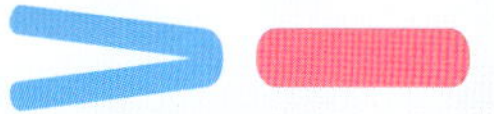

Material: 1 blaues Y-Tape, 2 rote I-Tapes
Breite: 5 cm
Länge: Messen Sie das blaue Tape von der Mitte des Oberarms bis zum äußeren Rand des Schlüsselbeins aus. Die roten I-Tapes sollten ca. 20 cm lang sein.
Zugstärke: Blau: leicht, Rot: stark

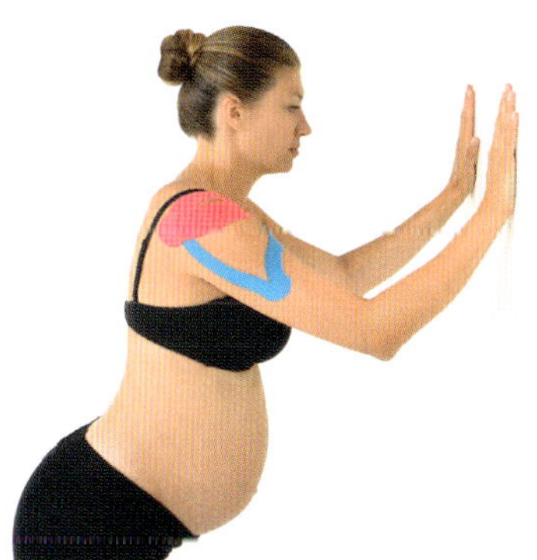

Aktive/vorbeugende Übung
Stellen Sie sich aufrecht hin, der Rücken sollte gestreckt und die Schulterblätter sollten nach hinten/unten gezogen werden. Um das Gelenk aktiv zu stabilisieren und die Bandstrukturen zu schützen, führen Sie leichte Liegestütze an einer Wand aus.

Hinweise › Wenn es zu Geräuschen bei Armbewegungen im Schultergelenk oder Schultereckgelenk kommt, sollte ein Arzt aufgesucht werden, um stärkere Verletzungen auszuschließen.

Lassen Sie sich dieses Tape von Ihrem Partner oder Ihrer Hebamme anlegen.

Instabilität der Schulter

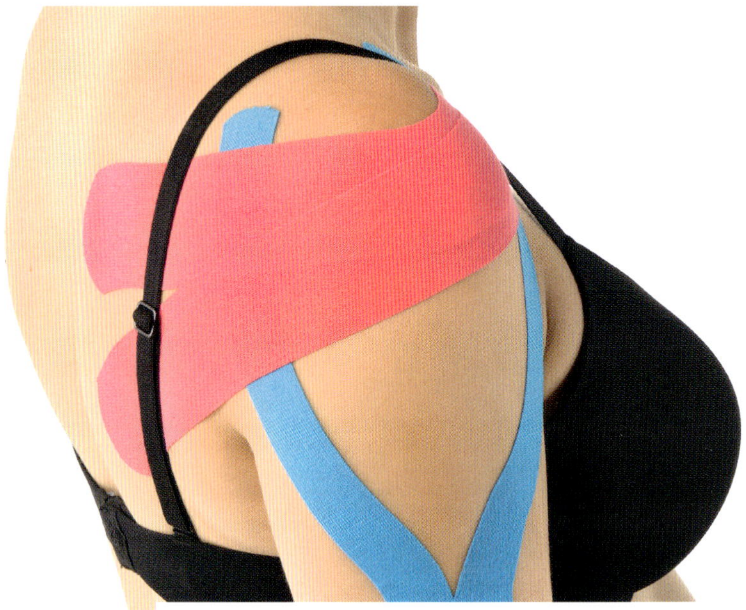

Instabilität der Schulter

Bei einer generellen Überbeweglichkeit der Gelenke kann es während der Schwangerschaft schnell zu einer Überbelastung der Bänder und Gelenkkapsel des Schultergelenks kommen, das Gelenk wird instabil. Hormonelle Veränderungen können die Ursache dafür sein, dass die Bänder noch »lockerer« werden und somit das Gelenk nicht mehr gut passiv stabilisiert wird. Das erfordert einen höheren muskulären Einsatz und kann zur Überbelastung der Muskulatur führen.

Die Tapeanlage → So funktioniert's

1: Legen Sie sich zuerst ein blaues Y-Tape auf den Deltamuskel an (s. S. 36). Stellen Sie sich aufrecht hin. Lassen Sie den Arm seitlich am Körper hängen und drehen ihn leicht nach innen. Kleben Sie den Anker des roten I-Tapes an den inneren Rand des Schulterblatts (unterhalb der Knochenleiste, die quer über das Schulterblatt verläuft). Der Zügel sollte nach außen/oben ausgerichtet sein.

2: Kleben Sie die Zügel des Tapes mit leichtem Zug, unterhalb der Knochenleiste nach außen und leicht oben. Das Tape verläuft unter dem Schulterdach und umrundet den Oberarmkopf. Das Tapeende sollten ohne Zug angelegt werden. Das gesamte Tape wird angerieben und fixiert.

3: Zusätzlich wird ein zweites Tape vom unteren Schulterblattwinkel zum selben Zielort mit gleicher Technik angelegt, das ebenfalls angerieben und fixiert wird.

Schmerzhafte Region

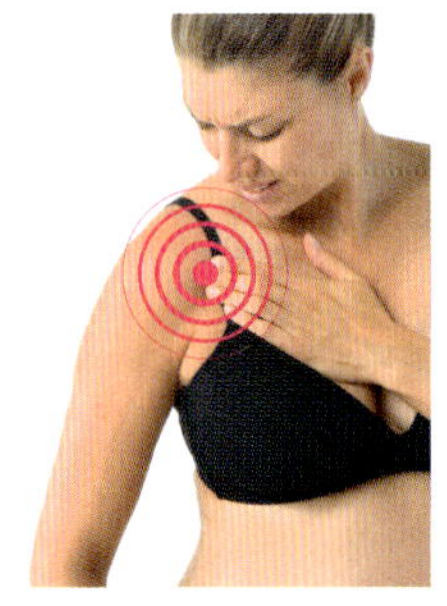

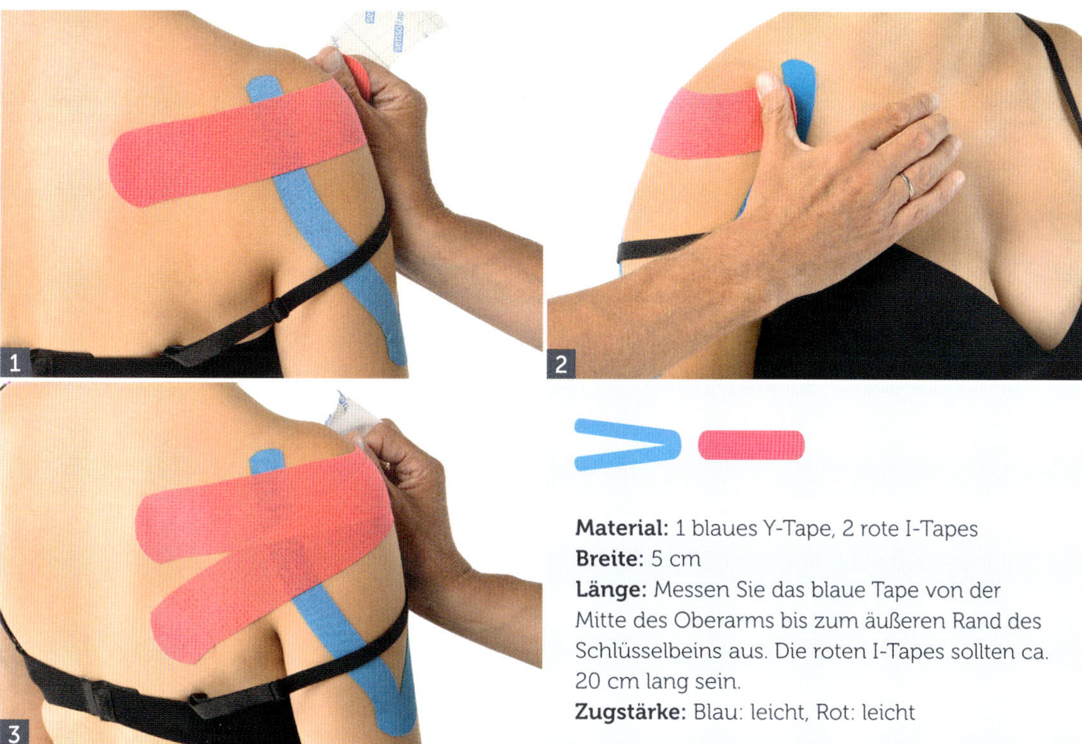

Material: 1 blaues Y-Tape, 2 rote I-Tapes
Breite: 5 cm
Länge: Messen Sie das blaue Tape von der Mitte des Oberarms bis zum äußeren Rand des Schlüsselbeins aus. Die roten I-Tapes sollten ca. 20 cm lang sein.
Zugstärke: Blau: leicht, Rot: leicht

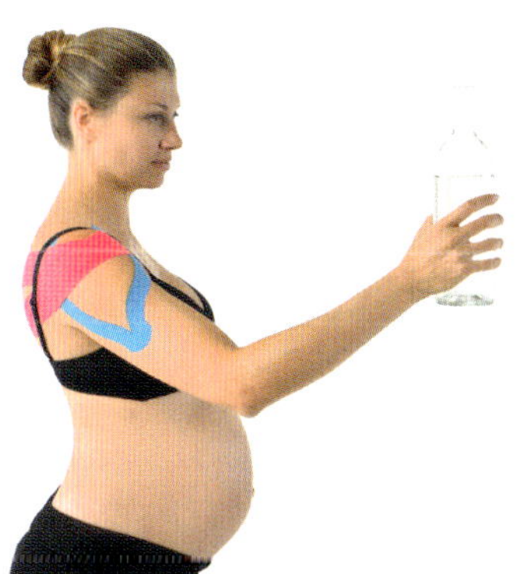

Aktive/vorbeugende Übung
Um das Gelenk aktiv zu stabilisieren und die Bandstrukturen zu schützen, können Sie eine leichte Flasche als Gewicht in die Hand nehmen. Schütteln Sie diese mehrfach leicht und her und stabilisieren Sie dabei Ihr Schultergelenk.

Hinweise › Bei lang andauernden oder sich verstärkenden Beschwerden sollte ein Arzt aufgesucht werden, um Verletzungen des Knochens/Schleimbeutels oder andere Ursachen auszuschließen.

Lassen Sie sich dieses Tape von Ihrem Partner oder Ihrer Hebamme anlegen.

Schmerzen am Schulterblatt (und Nacken)

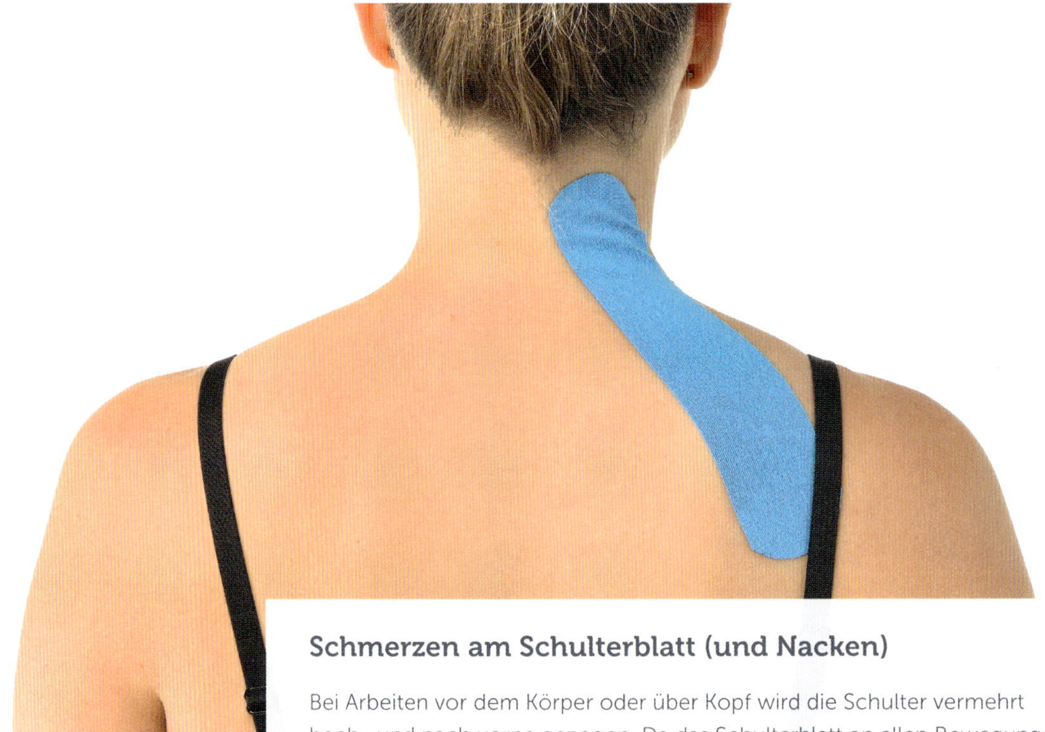

Schmerzen am Schulterblatt (und Nacken)

Bei Arbeiten vor dem Körper oder über Kopf wird die Schulter vermehrt hoch- und nach vorne gezogen. Da das Schulterblatt an allen Bewegungen des Arms beteiligt ist, kommt es häufig zu Überbelastungen der hinteren und oberen Schulterblattmuskulatur. Dieses Tape kann sowohl während der Schwangerschaft wie auch nach der Geburt angewendet werden (Stillphase, Heben und Tragen des Kindes). Bei Bedarf kann dieses Tape auch beidseitig angelegt werden.

Die Tapeanlage → So funktioniert's

1: **Setzen oder stellen Sie sich aufrecht hin. Kleben Sie den Anker des I-Tapes auf die Mitte des Schulterblatts, sodass das Tape einen leicht schrägen Verlauf nach oben innen aufweist.**

2: **Neigen und drehen Sie den Kopf zur Gegenseite und machen Sie ein leichtes Doppelkinn. Ziehen Sie das Schulterblatt nach hinten unten zur Wirbelsäule. Kleben Sie nun das Tape unter leichtem Zug nach oben innen zum Haaransatz des seitlichen Hinterkopfs.**

3: **Das Tapeende sollte ohne Zug angelegt werden. Das gesamte Tape wird angerieben und fixiert.**

Schmerzhafte Region

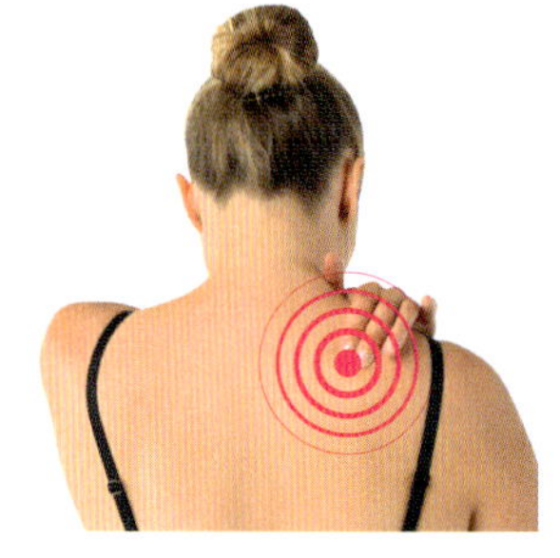

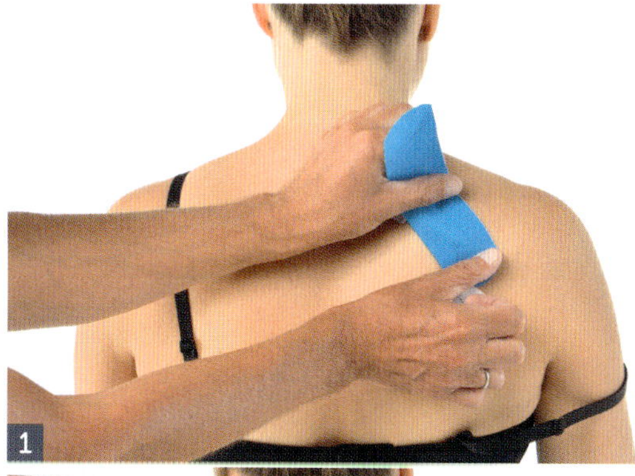

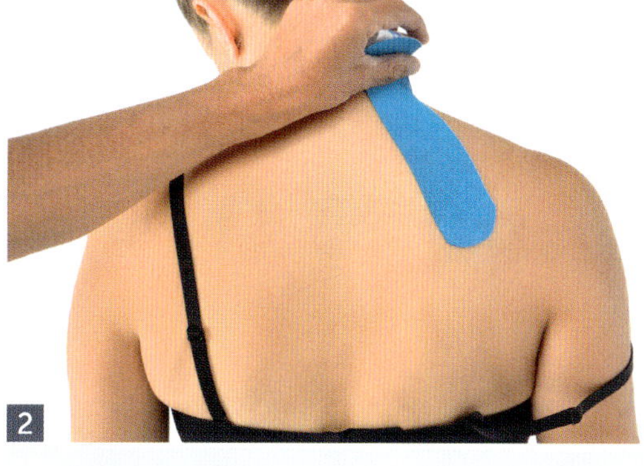

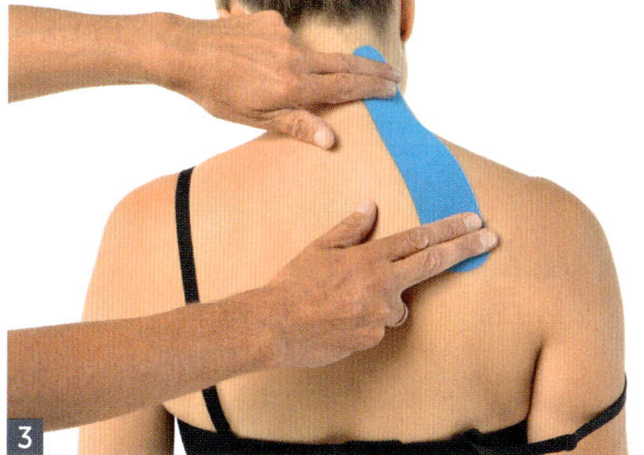

Material: 1 blaues I-Tape
Breite: 5 cm
Länge: Stellen oder setzen Sie sich aufrecht hin. Messen Sie das blaue Tape von der Mitte des Schulterblatts bis zum Haaransatz am seitlichen Hinterkopf aus.
Zugstärke: leicht

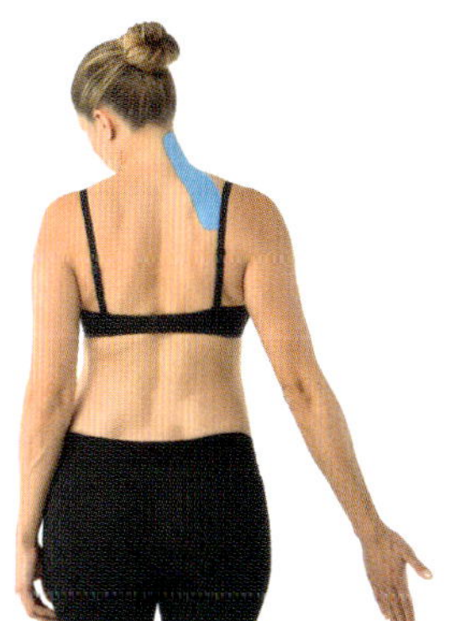

Aktive/vorbeugende Übung
Stellen Sie sich aufrecht hin. Um den Muskel zu dehnen, neigen und drehen Sie den Kopf zur Gegenseite und machen Sie ein leichtes Doppelkinn. Drehen Sie den Arm der betroffenen Seite nach außen und ziehen Sie das Schulterblatt nach hinten unten, bis Sie ein leichtes Ziehen verspüren.

Hinweise › **Verspannungen der Schulterblattmuskulatur führen auch häufig zu Beschwerden im Bereich der Halswirbelsäule. Daher können hier auch gerne Kombinationsanlagen mit der Halswirbelsäule angelegt werden.**

Lassen Sie sich dieses Tape von Ihrem Partner oder Ihrer Hebamme anlegen.

Schleimbeutelentzündung

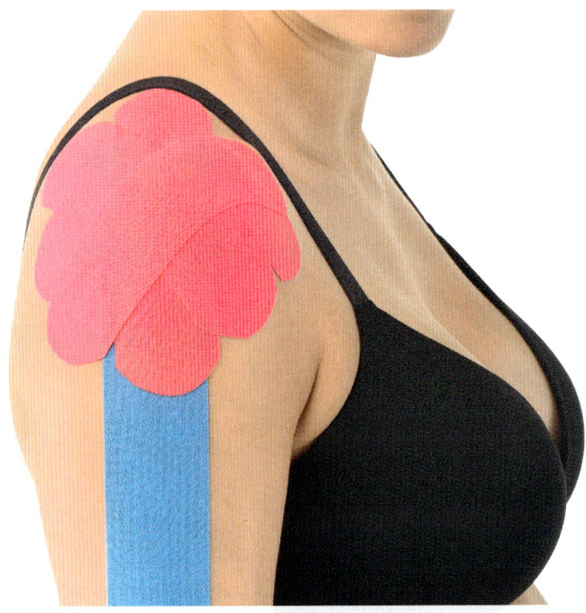

Schleimbeutelentzündung

Direkt unter dem Schulterdach befindet sich ein Schleimbeutel. Er hat die Aufgabe, die Sehne eines Schultermuskels gegen das Schulterdach zu »polstern«. Arbeiten vor dem Körper oder dass der Arm seitlich abgespreizt wird – dies kommt im Alltag mit einem Baby vermehrt vor. Dadurch kann es zu einer Reizung des Schleimbeutels kommen, der sich schlimmstenfalls entzünden kann. Die Armbewegung nach außen und oben ist dann sehr schmerzhaft, da der Schleimbeutel gedrückt wird.

Die Tapeanlage → So funktioniert's

1: **Lassen Sie den Arm neben dem Körper hängen. Kleben Sie den Anker des blauen I-Tapes mittig auf die Außenseite des Oberarms (kleines Foto). Legen Sie den Zügel mit leichtem Zug nach oben zum Schulterdach hin an. Lassen Sie das Tapeende ohne Zug auslaufen. Das Tape wird angerieben und fixiert.**

2: **Kleben Sie die Mitte des roten I-Tapes direkt auf den Schleimbeutel auf den schmerzhaftesten Punkt, kleben Sie den Zügel des Tapes mit starkem Zug nach vorne und hinten über die Schulter. Die Tapeenden sollten ohne Zug angelegt werden. Das gesamte Tape wird angerieben und fixiert.**

3: **Ein zweites Tape wird mit der gleichen Technik, quer zum ersten Tape angelegt, ggf. dann ein drittes und viertes Tape diagonal, sodass ein Stern entsteht. Alle Tapeenden sollten ohne Zug aufgeklebt werden. Das gesamte Tape wird jeweils angerieben und fixiert.**

Anatomische Struktur

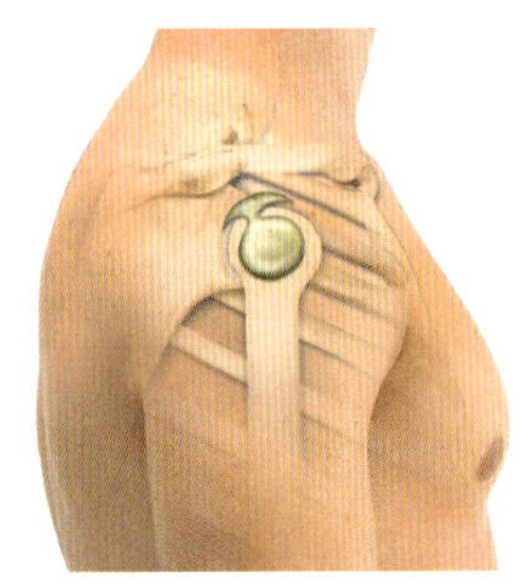

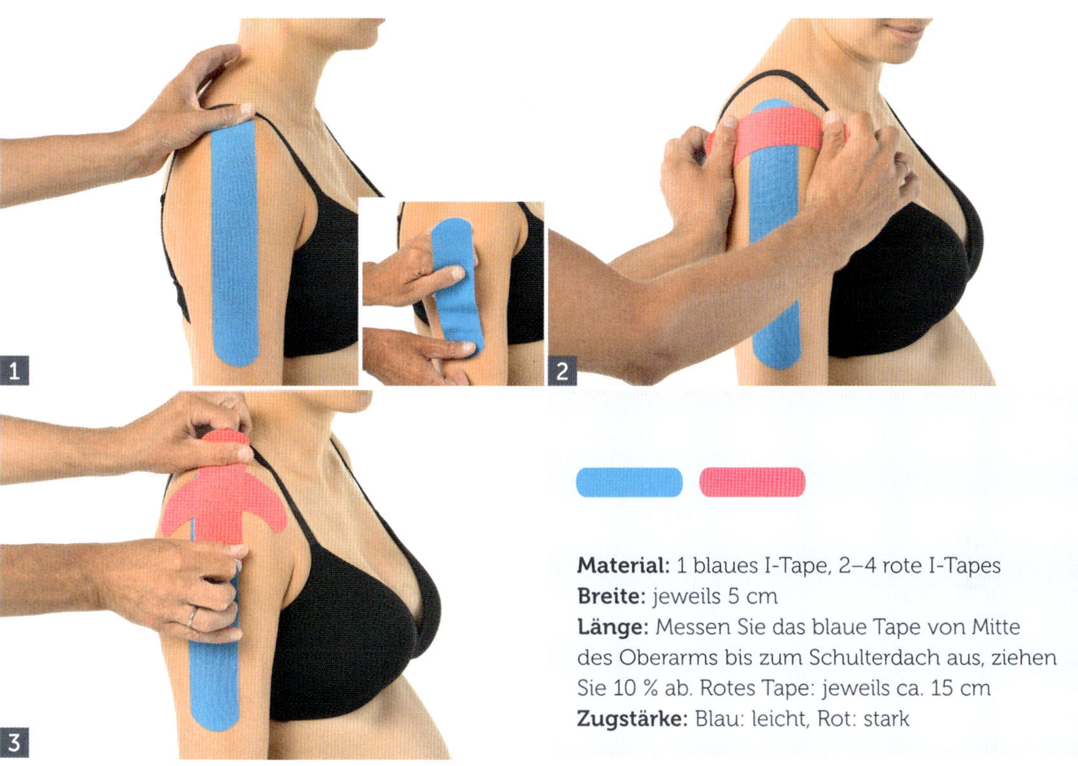

Material: 1 blaues I-Tape, 2–4 rote I-Tapes
Breite: jeweils 5 cm
Länge: Messen Sie das blaue Tape von Mitte des Oberarms bis zum Schulterdach aus, ziehen Sie 10 % ab. Rotes Tape: jeweils ca. 15 cm
Zugstärke: Blau: leicht, Rot: stark

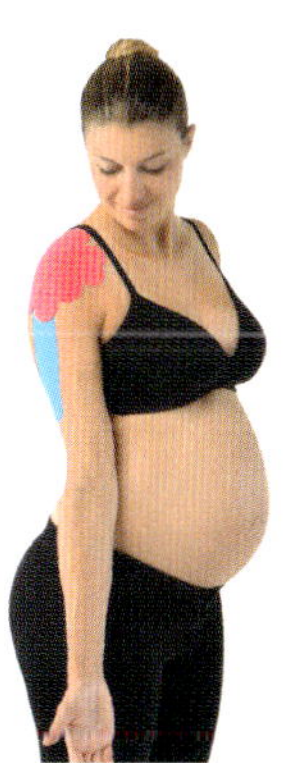

Aktive/vorbeugende Übung
Stellen Sie sich aufrecht hin und lassen Sie den Arm locker neben dem Körper hängen. Drehen Sie den Arm nach außen (Daumen zeigt nach außen/hinten) und ziehen Sie den Arm kräftig nach innen zu Ihrem Körper hin. Wiederholen Sie diese Bewegung mehrfach.

Hinweise › Ein Sturz auf die Schulter oder auf den ausgestreckten Arm kann zu einer Verletzung und Entzündung des Schleimbeutels führen.

Lassen Sie sich dieses Tape von Ihrem Partner oder Ihrer Hebamme anlegen.

Handgelenkschmerzen

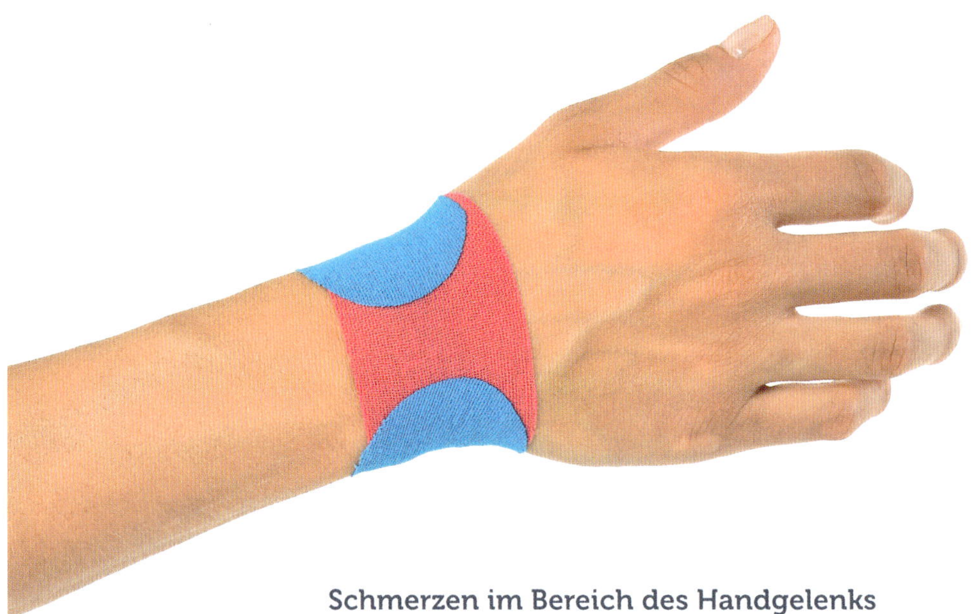

Schmerzen im Bereich des Handgelenks

Schmerzen im Bereich des Handgelenks haben häufig ihre Ursache in einer Überbelastung des Gelenks oder der umgebenden Bandstrukturen. Ein direkter Sturz auf die Hand (Abstützen) oder eine Krafteinwirkung, bei der das Handgelenk stark abgeknickt wird, sind häufig die Auslöser für die Schmerzen. Aber auch hormonelle Veränderungen währen der Schwangerschaft können zur Lockerung des Gewebes führen. Vermehrtes Heben des Kindes nach der Geburt kann dieses Beschwerdebild dann noch unterstützen.

Die Tapeanlage → So funktioniert's

1: Bewegen Sie die Hand leicht nach unten. Kleben Sie mit starkem Zug den zentralen Anteil des roten I-Tapes oben auf das Handgelenk, sodass der untere Taperand ca. 1 cm unterhalb der Beugefalte abschließt.

2: Kleben Sie die Zügel des Tapes mit starkem Zug jeweils nach innen und außen um das Handgelenk. Ziehen Sie das Handgelenk leicht hoch und lassen sie die Tapeenden ohne Zug auf der Unterseite des Handgelenks auslaufen (kleines Foto). Das gesamte Tape wird angerieben und fixiert.

3: Mit gleicher Technik kleben Sie nun ein zweites, blaues I-Tape auf die Unterseite des Handgelenks (Hand leicht hoch ziehen) und lassen die Zügel zur Rückseite des Handgelenks auslaufen (Hand leicht runter drücken). Das gesamte Tape wird angerieben und fixiert.

Schmerzhafte Region

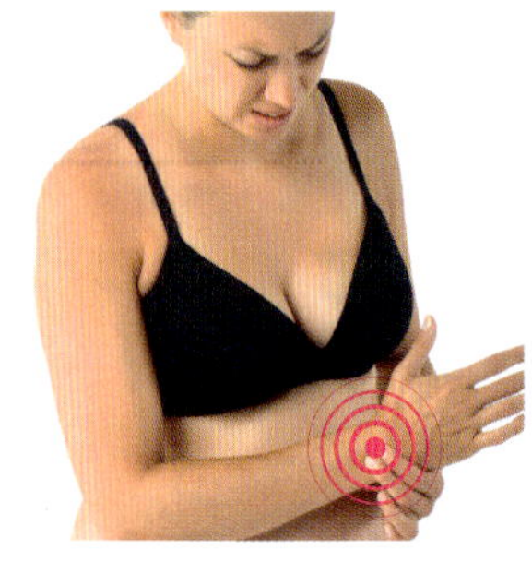

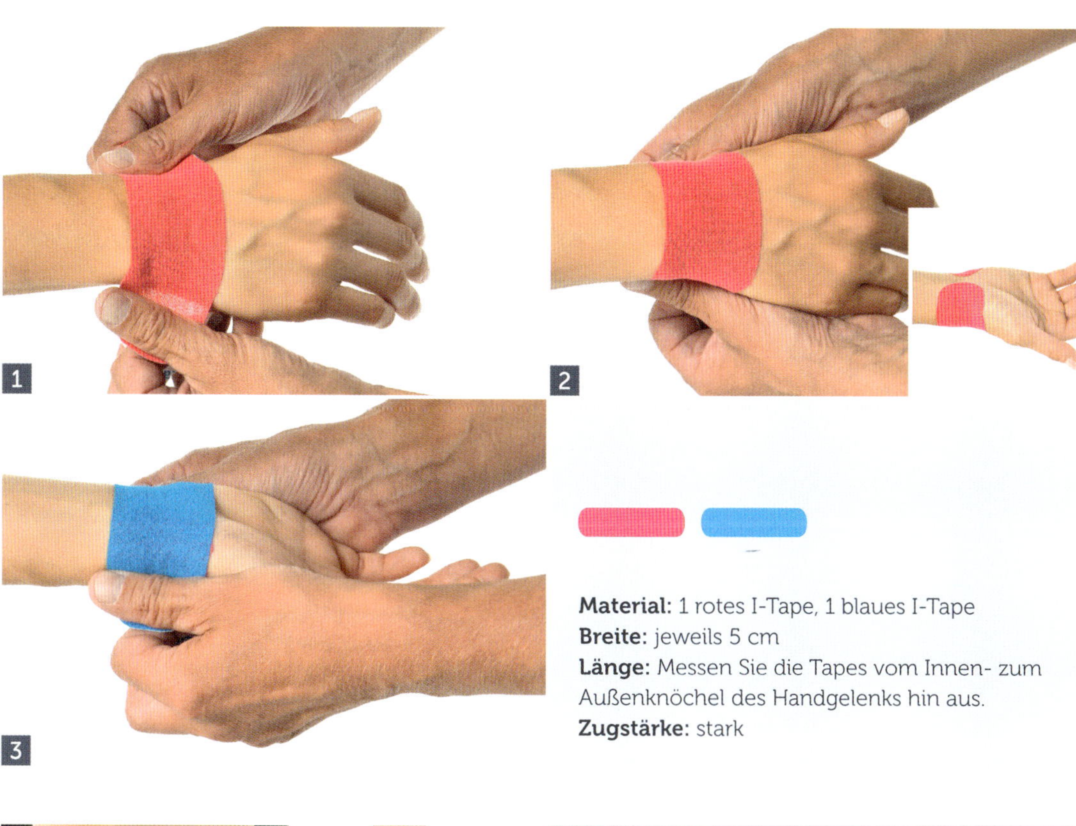

Material: 1 rotes I-Tape, 1 blaues I-Tape
Breite: jeweils 5 cm
Länge: Messen Sie die Tapes vom Innen- zum Außenknöchel des Handgelenks hin aus.
Zugstärke: stark

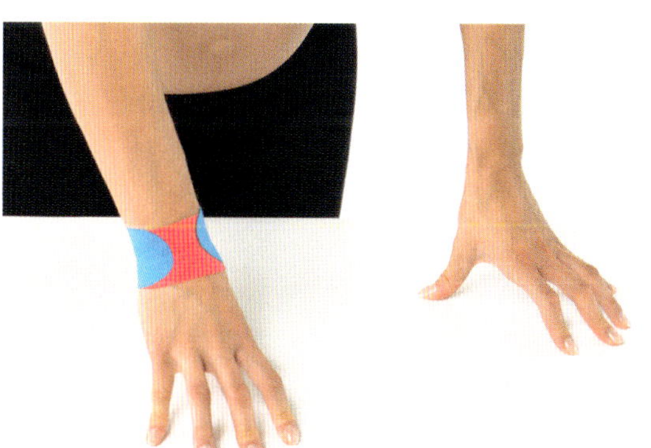

Aktive/vorbeugende Übung
Stellen Sie sich aufrecht hin und legen Sie die Hände auf einem Tisch ab. Ziehen Sie das Handgelenk leicht zurück und beugen Sie die Finger leicht an (Sie möchten einen Ball festhalten). Mit dieser Hand-Finger-Stellung drücken Sie leicht auf den Tisch. Stabilisieren Sie das Handgelenk und die Fingergelenke. Halten Sie diese Stellung mind. 5 Sekunden.

Hinweise › Treten neben den Schmerzen Schwellungen auf dem Handgelenkrücken auf, sollte abgeklärt werden, ob die Sehnenscheiden betroffen sind oder ein Ganglion vorliegt.

Lassen Sie sich dieses Tape von Ihrem Partner oder Ihrer Hebamme anlegen.

Einschlafende Finger (Karpaltunnelsyndrom)

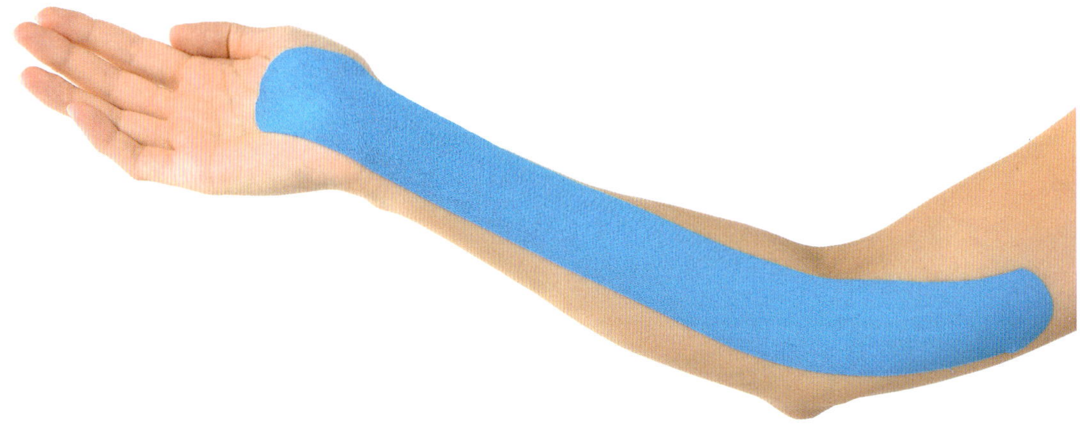

Einschlafende Finger (Karpaltunnelsyndrom)

Der Medianusnerv zieht mit den Sehnen der Fingerbeugemuskulatur durch den Karpaltunnel der Hand. Der Karpaltunnel ist eine recht enge Durchgangsstelle für die Fingersehnen und den Nerv. Kommt es während der Schwangerschaft zu Wassereinlagerungen und somit zu einer Schwellung im Bereich des Unterarms oder sind die Sehnen stark belastet und geschwollen, so kann es zu einer Druckbelastung des Medianusnervs kommen. Irritationen des Nervs führen zu einem Kribbeln oder Taubheitsgefühl besonders im Bereich des Mittelfingers.

Die Tapeanlage → So funktioniert's

1: Legen Sie den Unterarm auf der Unterlage ab, sodass die Handfläche nach oben zeigt. Ziehen Sie das Handgelenk weit zurück. Kleben Sie den Anker des I-Tapes handgelenksnah mittig auf die Handfläche. Das Tape sollte zur Ellenbeuge hin ausgerichtet sein.

2: Halten Sie die Handstellung bei und strecken Sie den Ellenbogen. Kleben Sie den Zügel des Tapes mit leichtem Zug über den Unterarm zur Ellenbeuge.

3: Kleben Sie das letzte Drittel des Tapes an die Innenseite des Oberarms. Das Tapeende sollte ohne Zug angelegt werden. Das gesamte Tape wird angerieben und fixiert.

Einschlafende Finger

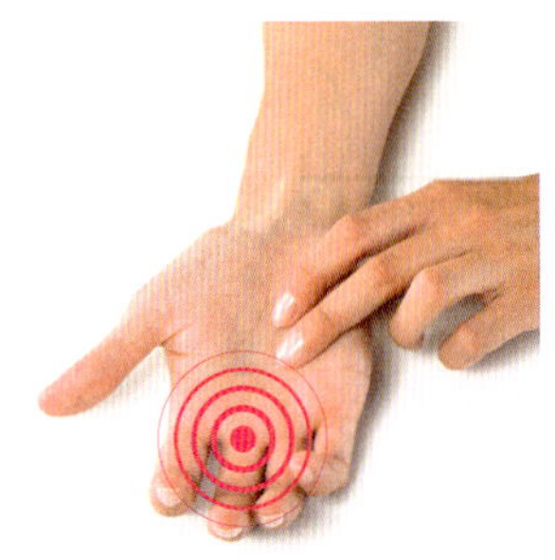

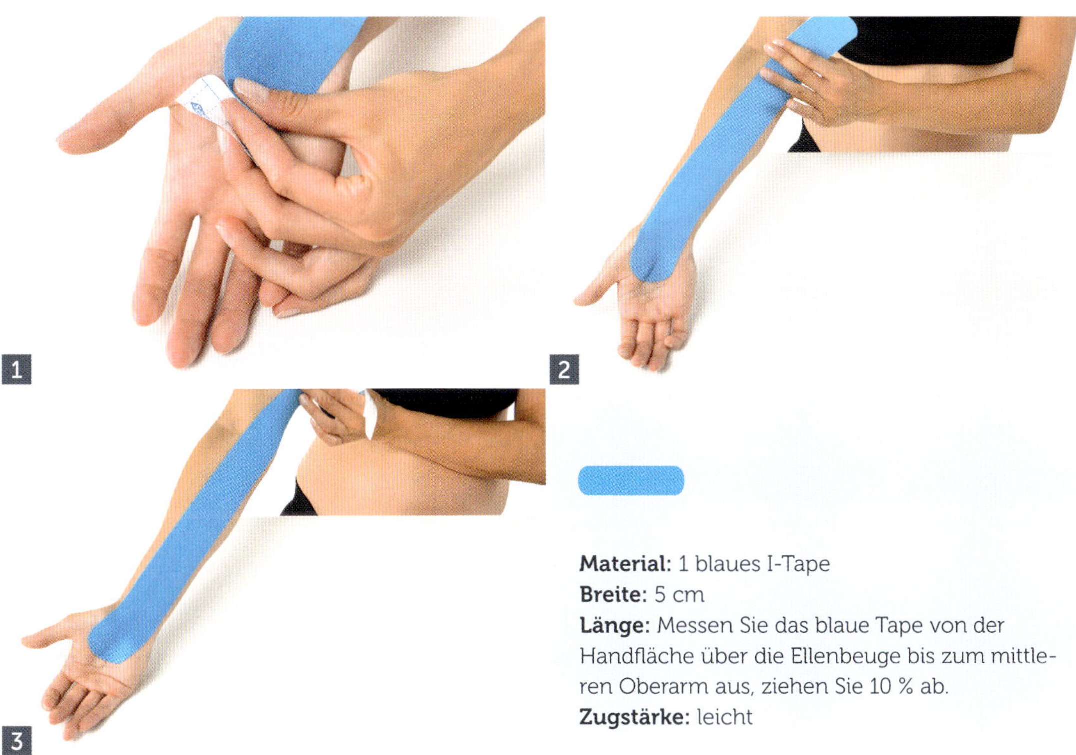

Material: 1 blaues I-Tape
Breite: 5 cm
Länge: Messen Sie das blaue Tape von der Handfläche über die Ellenbeuge bis zum mittleren Oberarm aus, ziehen Sie 10 % ab.
Zugstärke: leicht

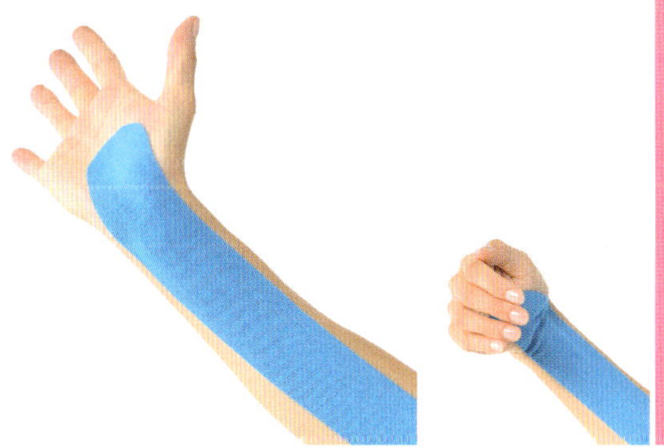

Aktive/vorbeugende Übung
Strecken Sie die Finger und ziehen Sie das Handgelenk zurück, anschließend Hand und Finger wieder lösen (kleines Foto). Wiederholen Sie diese Bewegung mehrfach.

Hinweise › Auch nach einer Karpaltunnel-Operation sollten die beschriebenen vorbeugenden Übungen gemacht werden, da sich diese Symptomatik wiederholen kann.

Dieses Tape kann als Eigentape oder Partnertape angelegt werden.

Schwellung am Unterarm

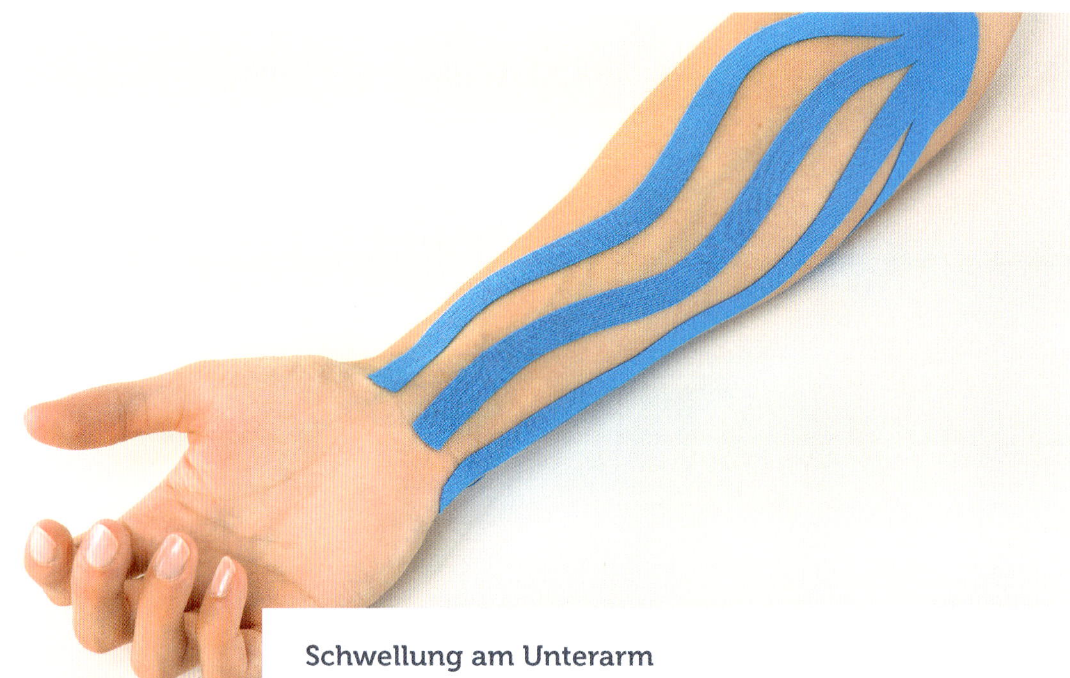

Schwellung am Unterarm

Während der Schwangerschaft kann es zu vermehrten Wassereinlagerungen im Gewebe kommen. Die vorhandene Flüssigkeit wird nicht schnell genug abtransportiert. Schwellungen schränken die Beweglichkeit ein, sind unangenehm und können Nerven irritieren (s. Karpaltunnelsyndrom, S. 48). Auch nach Knochenbrüchen (Sturz auf den gestreckten Arm) oder nach Muskelverletzungen können Schwellungen auftreten. Durch das Tape wird das Lymphsystem unterstützt, sodass vorhandene Flüssigkeit schneller abtransportiert und vom Körper wieder aufgenommen wird.

Die Tapeanlage → So funktioniert's

1: Legen Sie den Unterarm auf einer Unterlage ab, sodass die Handfläche nach oben zeigt. Strecken Sie den Arm und drehen Sie den Unterarm leicht nach außen. Kleben Sie den Anker des Fächertapes auf die Innenseite der Ellenbeuge.

2: Kleben Sie die 4 Zügel des Tapes in gleichmäßigen Abständen unter sehr leichtem Zug wellig auf das geschwollene Areal der Innenseite des Unterarms. Die Tapeenden sollen ohne Zug auslaufen. Das gesamte Tape wird angerieben und fixiert.

3: Kleben Sie ein zweites Tape mit gleicher Technik. Der Anker wird auf die Außenseite der Ellenbeuge angelegt. Drehen Sie den Unterarm. Die Tapezügel laufen ebenfalls wellig über die Außenseite des Unterarms. Die Tapeenden sollen ohne Zug auslaufen. Das gesamte Tape wird angerieben und fixiert.

Fertiges Tape (Außenseite)

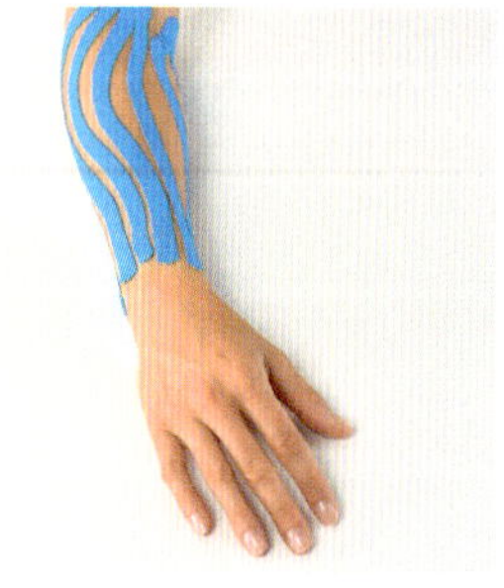

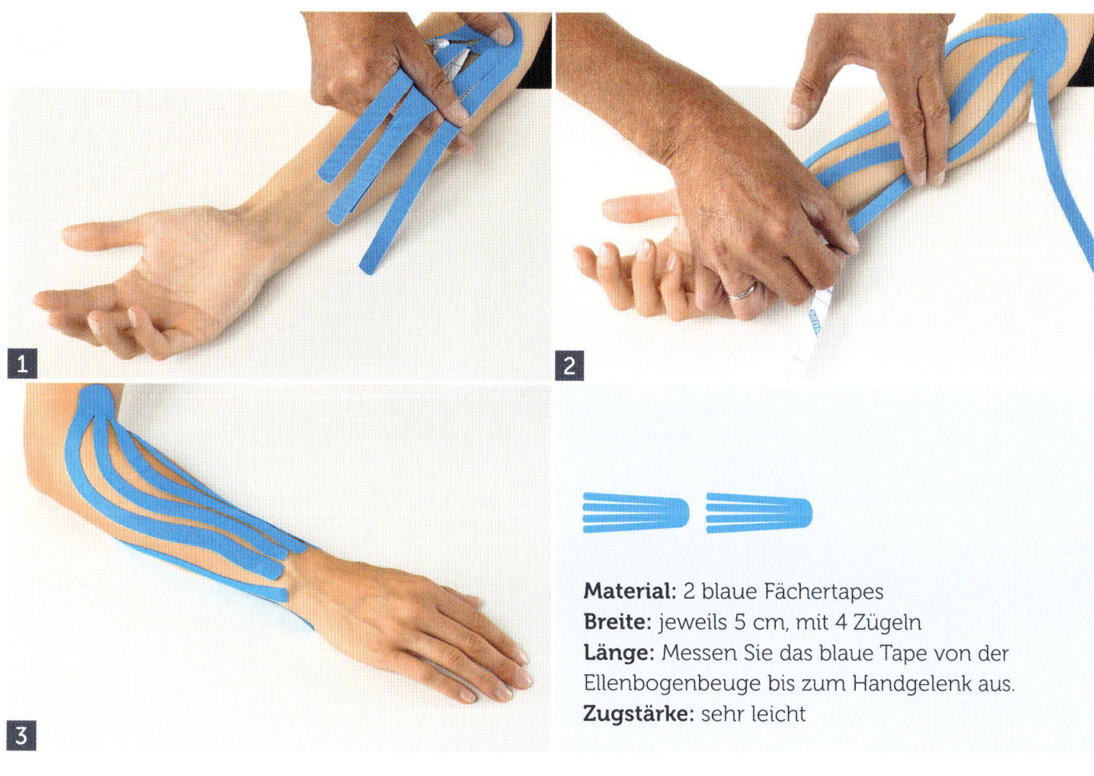

Material: 2 blaue Fächertapes
Breite: jeweils 5 cm, mit 4 Zügeln
Länge: Messen Sie das blaue Tape von der Ellenbogenbeuge bis zum Handgelenk aus.
Zugstärke: sehr leicht

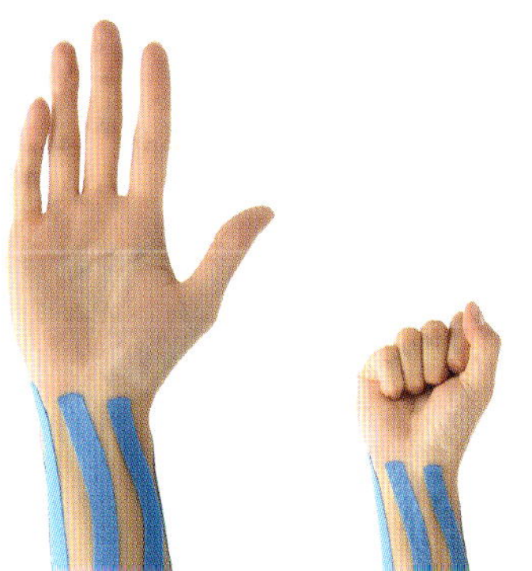

Aktive/vorbeugende Übung
Halten Sie die Hand und den Unterarm nach oben. Der Ellenbogen sollte höher sein als die Schulter. Machen Sie eine kräftige Faust und strecken Sie anschließend die Finger maximal. Wiederholen Sie diese Bewegung ca. 10-mal.

Hinweise › **Bei wiederholtem Einschlafen der Finger sollte ein Arzt aufgesucht werden, um ein Karpaltunnelsyndrom auszuschließen!**

Dieses Tape kann als Eigentape oder Partnertape angelegt werden.

Schwellung am Oberarm

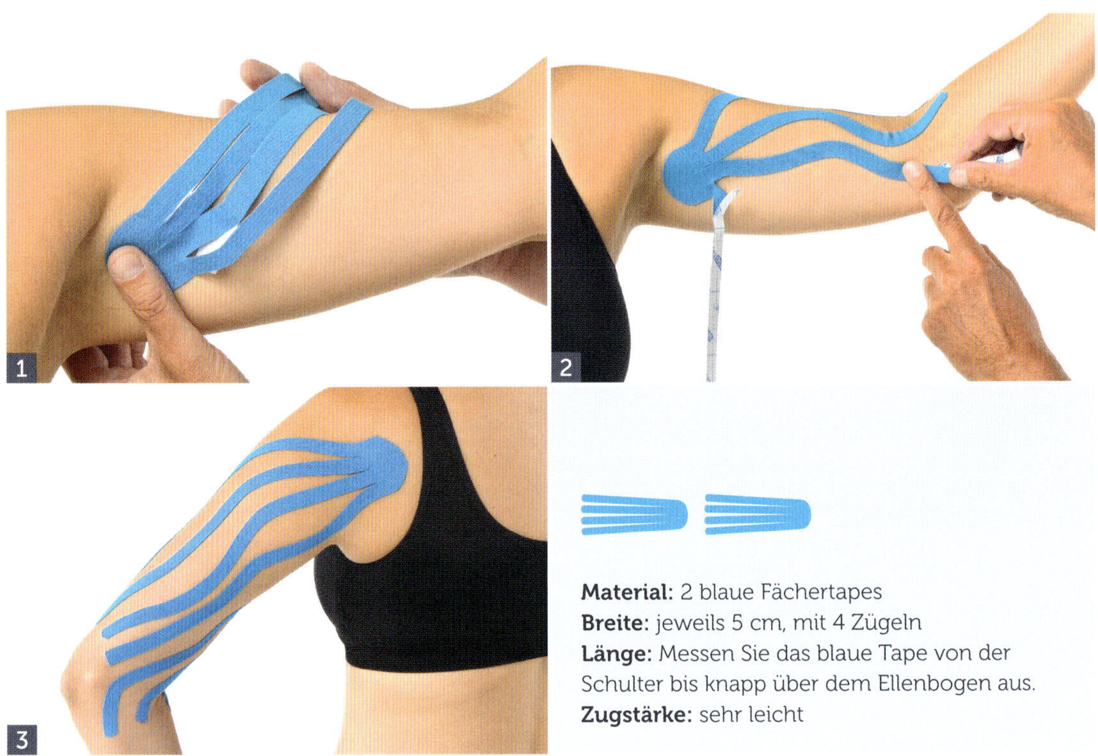

Material: 2 blaue Fächertapes
Breite: jeweils 5 cm, mit 4 Zügeln
Länge: Messen Sie das blaue Tape von der Schulter bis knapp über dem Ellenbogen aus.
Zugstärke: sehr leicht

Schwellung am Oberarm

Während der Schwangerschaft kann es zu vermehrten Wassereinlagerungen im Gewebe kommen. Die vorhandene Flüssigkeit wird nicht schnell genug abtransportiert. Schwellungen schränken die Beweglichkeit ein und können unangenehm sein. Auch nach Schulter- und Oberarmverletzungen oder nach Operationen an der weiblichen Brust können Schwellungen auftreten.

Durch das Tape wird das Lymphsystem unterstützt, sodass vorhandene Flüssigkeit schneller abtransportiert und vom Körper wieder aufgenommen wird.

Hinweis › **Lassen Sie sich dieses Tape von Ihrem Partner oder Ihrer Hebamme anlegen.**

Die Tapeanlage → So funktioniert's

1: **Spreizen Sie den Arm leicht ab oder lagern Sie ihn auf einem Kissen. Kleben Sie den Anker etwas unterhalb der Achselhöhle auf die Innenseite des Oberarms.**

2: **Kleben Sie die 4 Zügel des Tapes in gleichmäßigen Abständen unter sehr leichtem Zug wellig über das geschwollene Areal des Oberarms. Die Tapeenden sollen ohne Zug auslaufen. Das gesamte Tape wird angerieben und fixiert.**

3: **Bei einer Schwellung des gesamten Arms lassen Sie sich von Ihrem Partner bzw. Ihrer Hebamme ein zweites Tape mit gleicher Technik auf die Rückseite des Oberarms kleben. Der Anker befindet sich leicht unterhalb der Achselhöhle am hinteren Oberarm. Die Tapezügel laufen ebenfalls über das geschwollene Areal und können die Zügel des ersten Tapes ggf. überkreuzen. Die Tapeenden sollen ohne Zug auslaufen. Das gesamte Tape wird angerieben und fixiert.**

PRAXIS –

Tapeanlagen bei Beschwerden am Rücken, Becken und Bauch

Hinweis › Jede Schwangerschaft ist individuell. Bitte besprechen Sie vorab mit Ihrer Hebamme oder Ihrer Ärztin, ob diese Tapeanlagen, besonders am Becken und am Bauch, für Sie geeignet sind. Sollten Sie sich mit einem Tape unwohl fühlen, so entfernen Sie es wieder.

Verspannungen im Bereich der Brustwirbelsäule

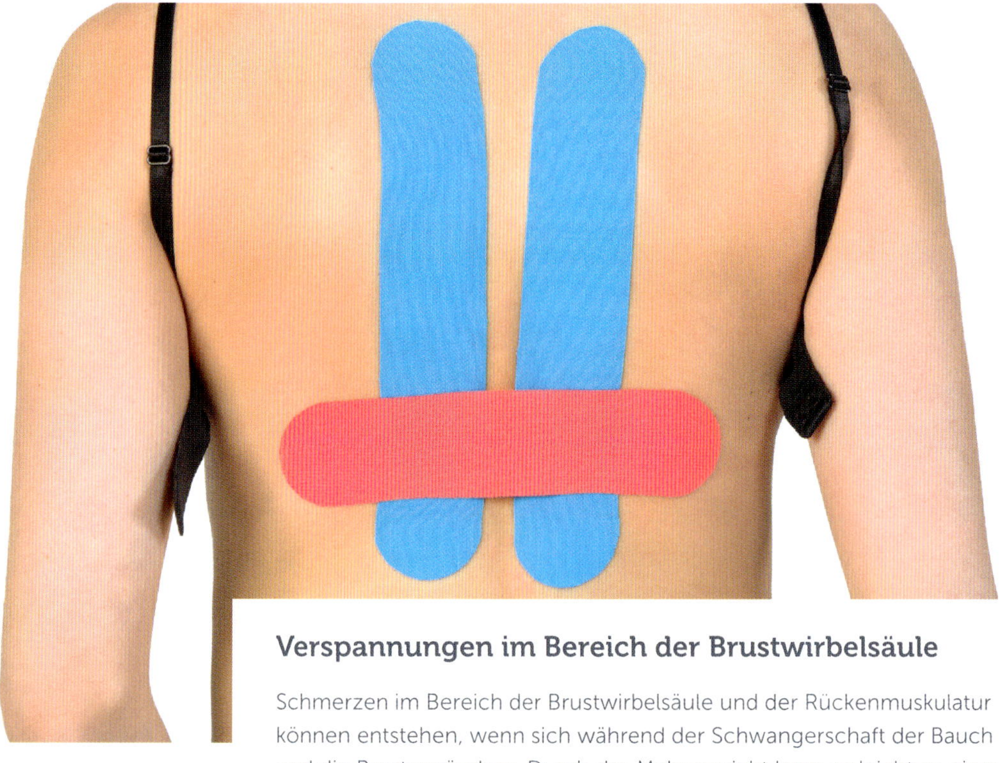

Verspannungen im Bereich der Brustwirbelsäule

Schmerzen im Bereich der Brustwirbelsäule und der Rückenmuskulatur können entstehen, wenn sich während der Schwangerschaft der Bauch und die Brust verändern. Durch das Mehrgewicht kann es leicht zu einer Überbelastung der Rückenmuskulatur und der Bandstrukturen kommen. Verspannungen treten im Weiteren häufig haltungsbedingt auf (krumme Körperhaltung) oder nach starken körperlichen Belastungen.

Die Tapeanlage → So funktioniert's

1: Setzen oder stellen Sie sich aufrecht hin. Kleben Sie den Anker des I-Tapes unterhalb der schmerzhaften Region neben die Wirbelsäule auf den Rückenstrecker.

2: Beugen Sie den Rumpf etwas nach vorne und neigen Sie sich nach rechts. Fixieren Sie den Anker und kleben Sie den Zügel des Tapes mit leichtem Zug über die Rückenstrecker parallel zur Wirbelsäule nach oben. Die schmerzhafte Region sollte komplett überklebt werden. Das Tapeende sollte ohne Zug angelegt werden.

3: Beugen Sie den Rumpf etwas nach vorne und neigen Sie sich nach links. Ein zweites Tape wird mit gleicher Technik auf der rechten Seite der Wirbelsäule angelegt. Das Tapeende wird ohne Zug aufgeklebt. Bei starken punktuellen Schmerzen kann zusätzlich ein quer verlaufendes rotes Tape angelegt werden. Hierzu wird der mittlere Anteil des Tapes unter starkem Zug nach beiden Seiten quer über den Schmerzpunkt geklebt, und die Tapeenden lässt man ohne Zug auslaufen (kleines Foto). Das gesamte Tape wird angerieben und fixiert.

Schmerzhafte Region

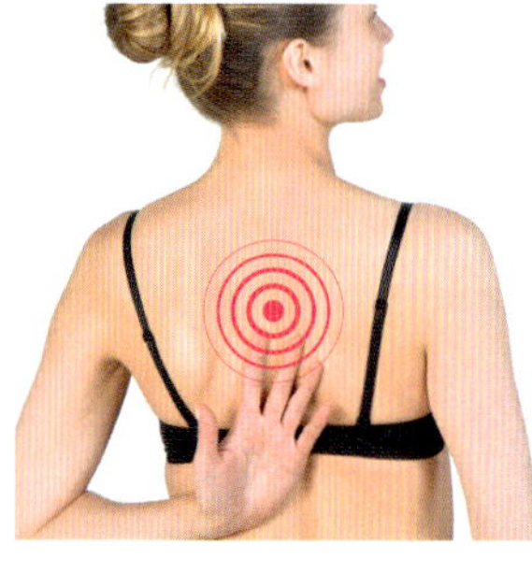

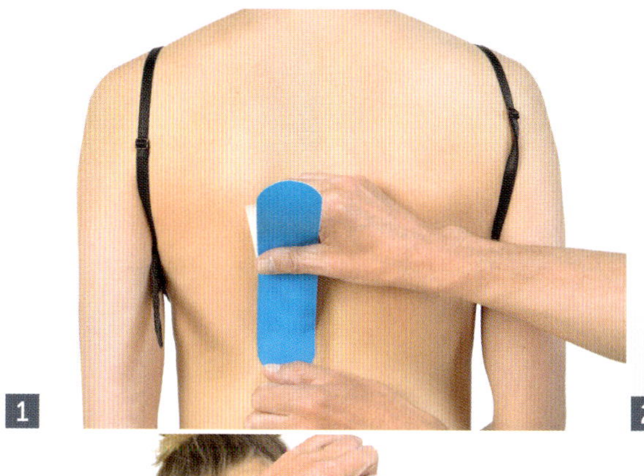

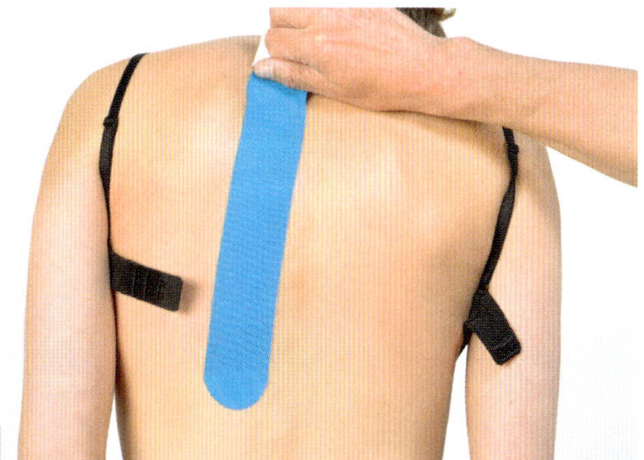

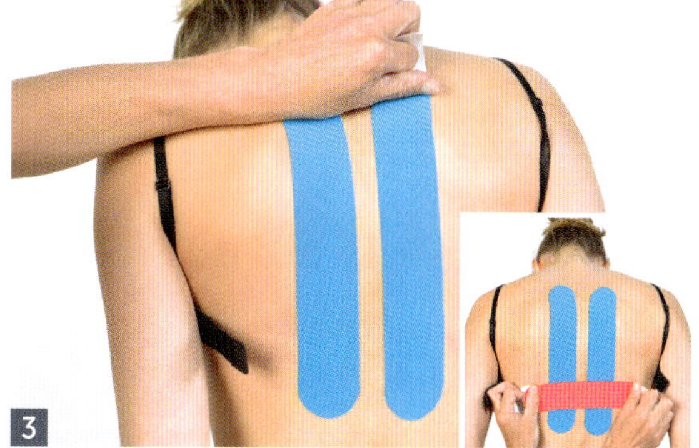

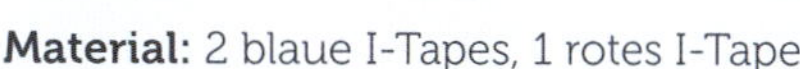

Material: 2 blaue I-Tapes, 1 rotes I-Tape
Breite: jeweils 5 cm
Länge: blaues Tape: Messen Sie das Tape so aus, dass es komplett über die Schmerzregion reicht. Das rote Tape sollte ca. 20 cm lang sein.
Zugstärke: Blau: leicht, Rot: stark

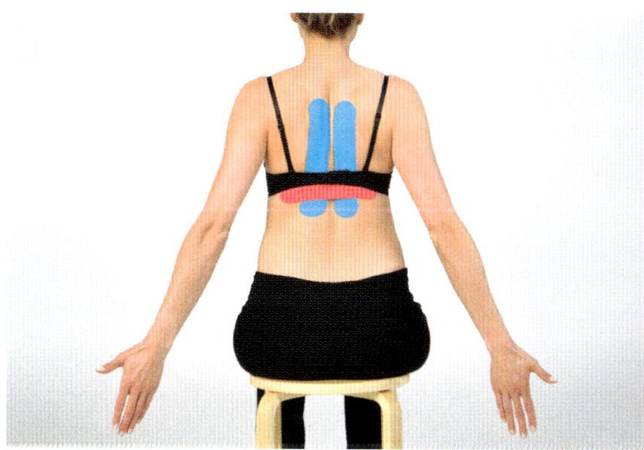

Aktive/vorbeugende Übung
Setzen Sie sich aufrecht hin, strecken Sie die Arme und Hände seitlich am Körper und drehen Sie den Oberarm und Unterarm weit nach außen. Entspannen Sie sich wieder und wiederholen Sie diese Bewegung mind. 5-mal.

Hinweise › Walking oder Schwimmen ist bei Schmerzen im Bereich der Brustwirbelsäule besonders zu empfehlen, da Sie sich bei diesen Sportarten aufrichten und die Wirbelsäule gleichmäßig bewegen und strecken.

Lassen Sie sich dieses Tape von Ihrem Partner oder Ihrer Hebamme anlegen.

Haltungsschwäche

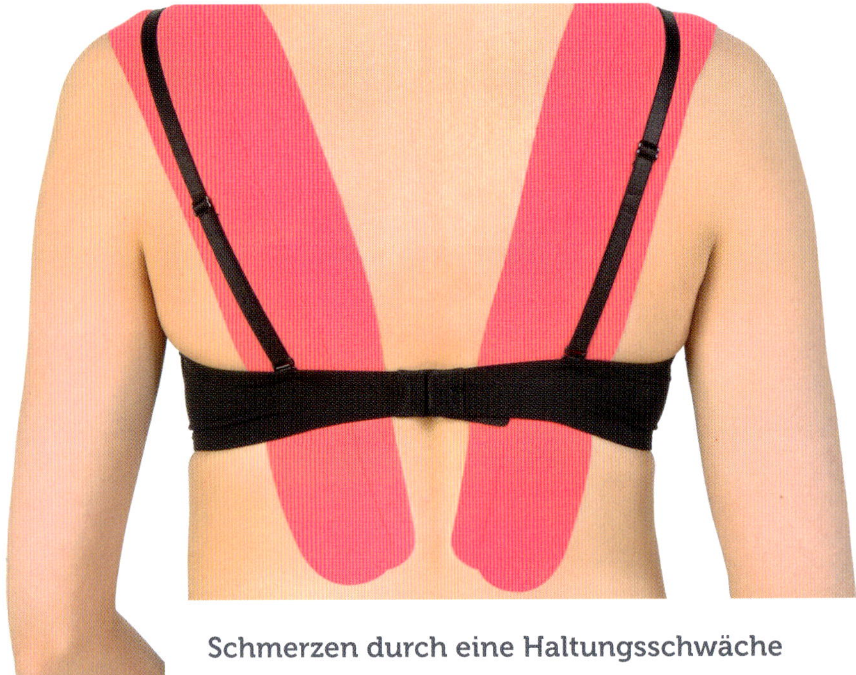

Schmerzen durch eine Haltungsschwäche

Von Rückenschmerzen sind viele Menschen betroffen. Bewegungsarmut, überwiegend sitzende Tätigkeiten und zu wenig Sport sind häufig die Ursachen für eine zu schwache Rücken- und Bauchmuskulatur. In der Schwangerschaft erhöht sich natürlicherweise das Gewicht des Körpers und der Brust, das nun zusätzlich getragen werden muss. Die krumme Körperhaltung im Sitzen und Stehen unterstützt noch die Fehlbelastung der Wirbelsäule und der Bandscheiben. Die Haltungsschwäche führt zu einer Überbelastung der zu schwachen Muskulatur.

Die Tapeanlage → So funktioniert's

1: **Setzen Sie sich aufrecht auf einen Stuhl. Kleben Sie den Anker des ersten I-Tapes schulternah unterhalb des Schlüsselbeins.**

2: **Kleben Sie den Zügel des Tapes mit mittlerem Zug nach oben über die Schulter, dann seitlich der Brustwirbelsäule bis zu den unteren Rippen. Das Tapeende sollte ohne Zug angelegt werden. Legen Sie mit der gleichen Technik ein zweites Tape auf der anderen Seite an (kleines Foto). Beide Tapes werden angerieben und fixiert.**

3: **Zur Unterstützung wird ein zweites Tape auf jeder Seite aufgeklebt. Die I-Tapes werden leicht nach außen versetzt angebracht. Die Tapeenden sollten ohne Zug angelegt werden. Das gesamte Tape wird angerieben und fixiert.**

Schmerzhafte Region

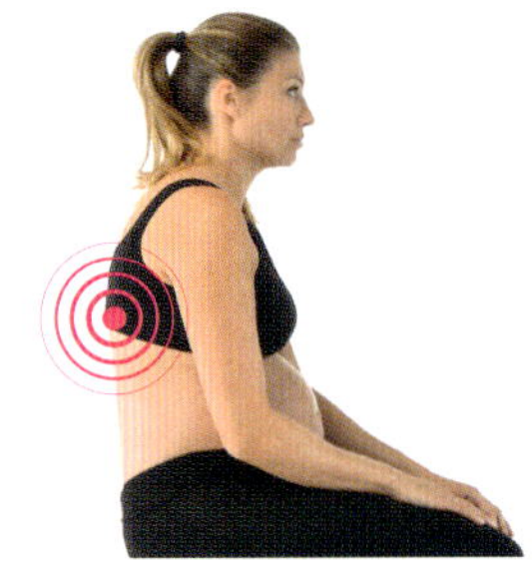

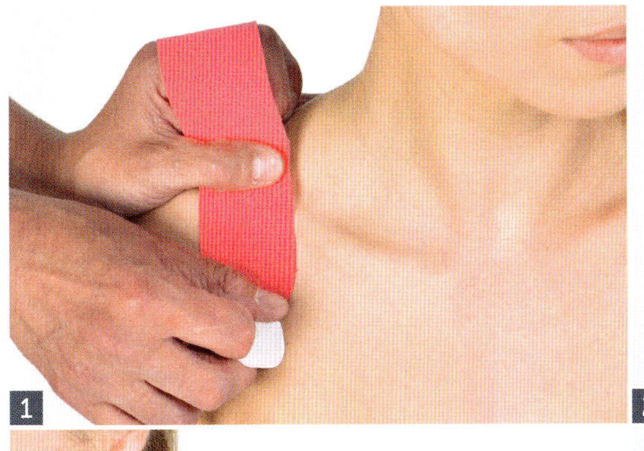

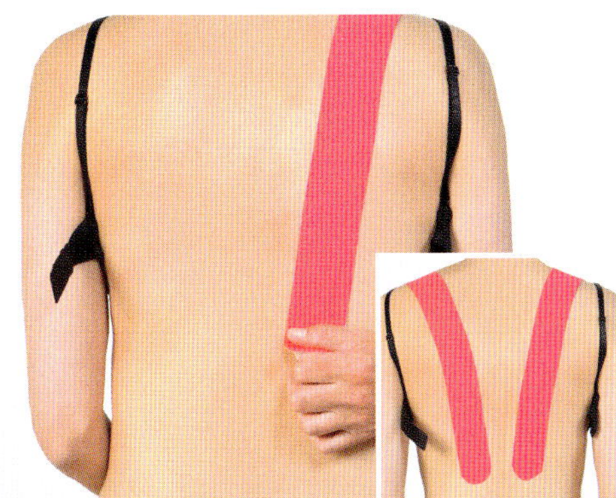

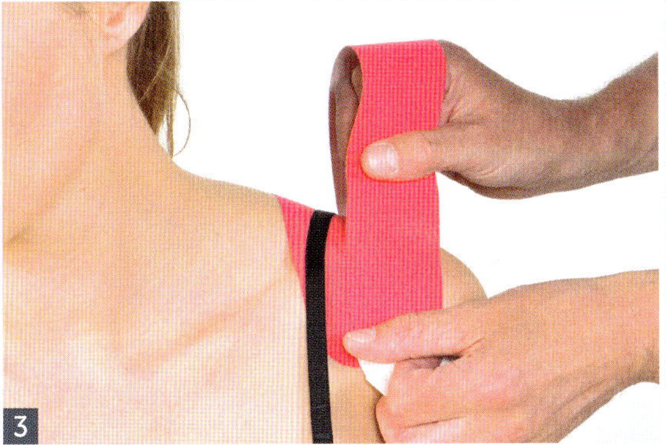

Material: 4 rote I-Tapes
Breite: jeweils 5 cm
Länge: jeweils ca. 40 cm
Zugstärke: mittel

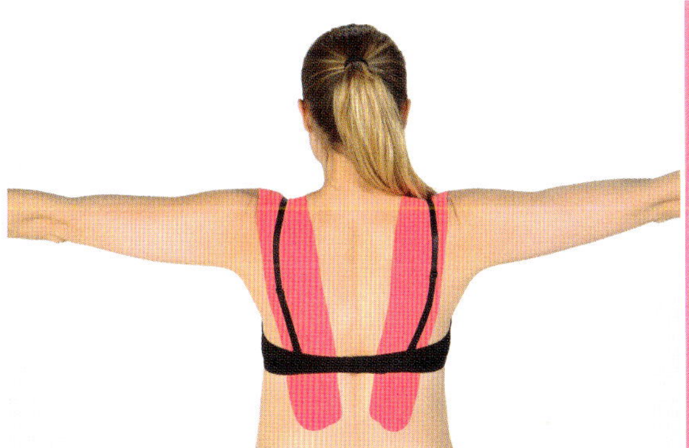

Aktive/vorbeugende Übung
Stellen Sie sich aufrecht hin. Heben Sie die Armen nach vorne und spreizen Sie nun die Arme nach außen/hinten weit ab. Dabei strecken Sie die gesamte Wirbelsäule! Führen Sie diese Bewegung mind. 5-mal durch.

Hinweise › Regelmäßiger Sport, aber auch Spaziergänge fördern die aufrechte Körperhaltung. Achten Sie besonders beim Sitzen darauf, dass Sie sich immer wieder einmal strecken oder die aufrechte Sitzhaltung einnehmen!

Lassen Sie sich dieses Tape von Ihrem Partner oder Ihrer Hebamme anlegen.

Schmerzen beim Atmen/im Bereich der Rippen

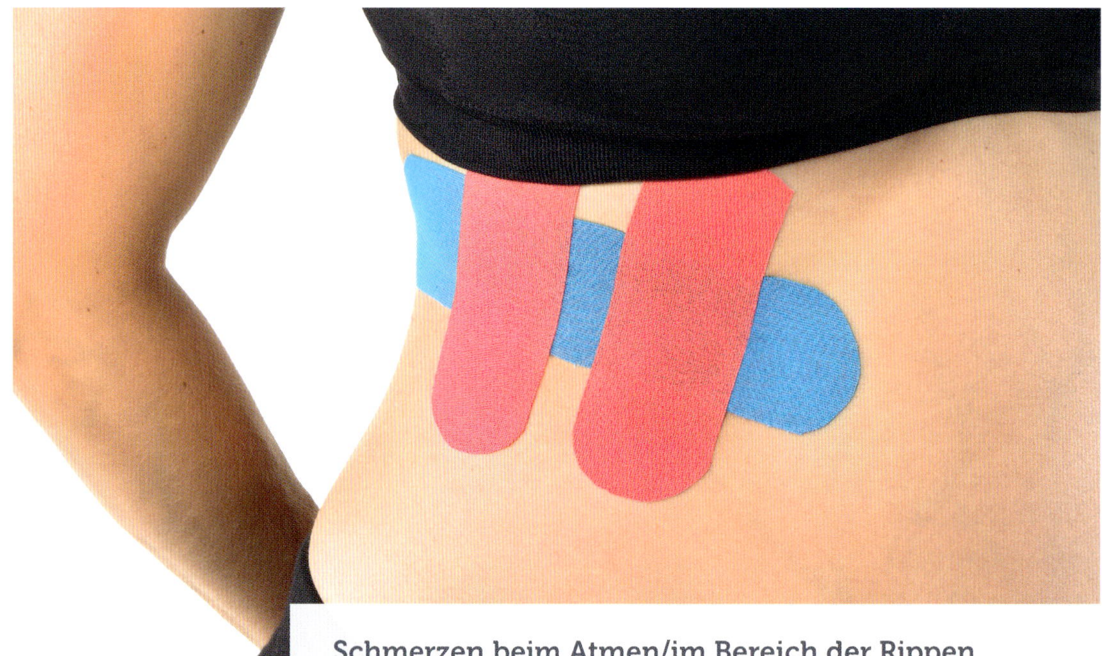

Schmerzen beim Atmen/im Bereich der Rippen

In der Schwangerschaft vergrößern sich die Brust und der Bauch. Das führt häufig dazu, dass die Lendenwirbelsäule vermehrt gestreckt (Hohlkreuz) und die Brustwirbelsäule stärker gekrümmt wird. Dadurch werden die Rippen näher zusammengeschoben. Das kann zu Atemproblemen führen. Jeweils zwischen den Rippen befindet sich ein Nerv, der durch die Engstellung gedrückt werden kann und schmerzt. Dieses Tape kann gut in Verbindung mit dem Haltungstape (s. S. 56) kombiniert werden.

Die Tapeanlage → So funktioniert's

1: Stellen Sie sich aufrecht hin und neigen Sie sich zur Gegenseite. Atmen Sie tief ein. Kleben Sie die Mitte des blauen I-Tapes unter starkem Zug nach beiden Seiten im Rippenverlauf auf die schmerzhafte Region. Die Tapeenden sollten ohne Zug angelegt werden. Das gesamte Tape wird angerieben und fixiert.

2: Bleiben Sie in dieser Position. Kleben Sie das rote I-Tape mit der gleichen Technik quer zum ersten Tape vor die schmerzhafte Region. Das gesamte Tape wird angerieben und fixiert.

3: Bleiben Sie in dieser Position. Kleben Sie das zweite rote I-Tape mit der gleichen Technik hinter die schmerzhafte Region. Die Tapeenden sollten ohne Zug angelegt werden. Das gesamte Tape wird angerieben und fixiert.

Schmerzhafte Region

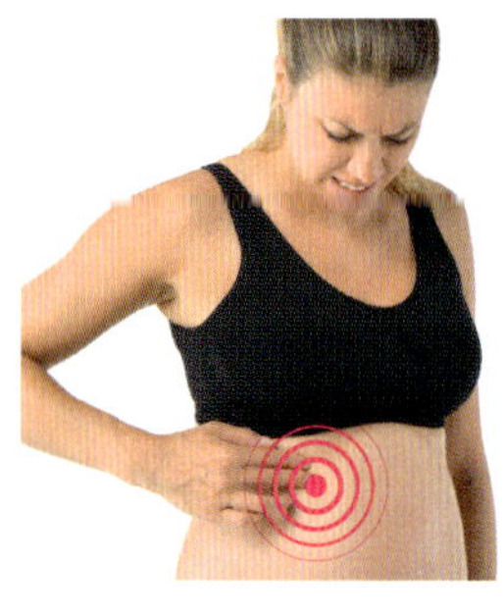

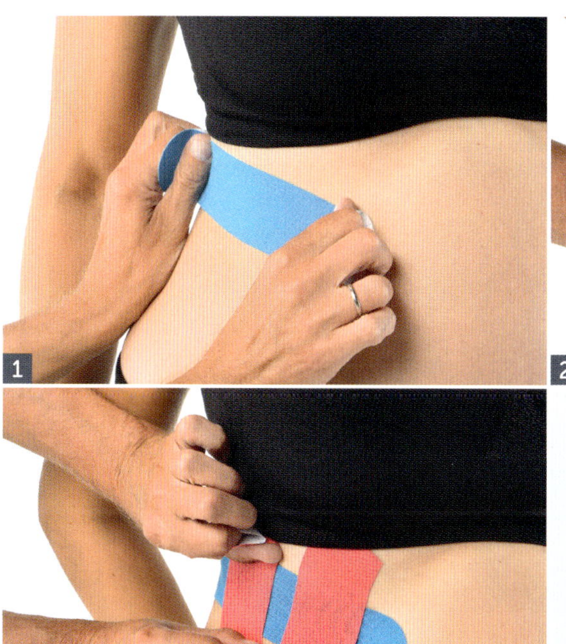

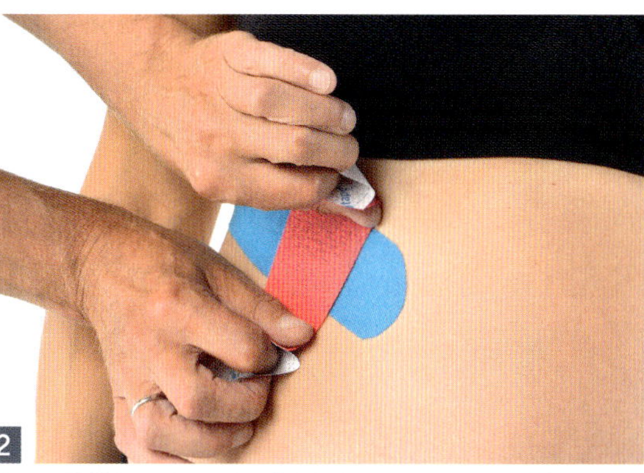

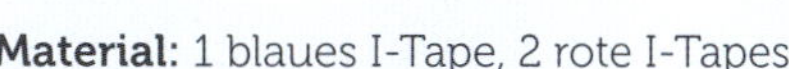

Material: 1 blaues I-Tape, 2 rote I-Tapes
Breite: jeweils 5 cm
Länge: blaues Tape: ca. 30 cm,
rotes Tape: jeweils ca. 15 cm
Zugstärke: stark

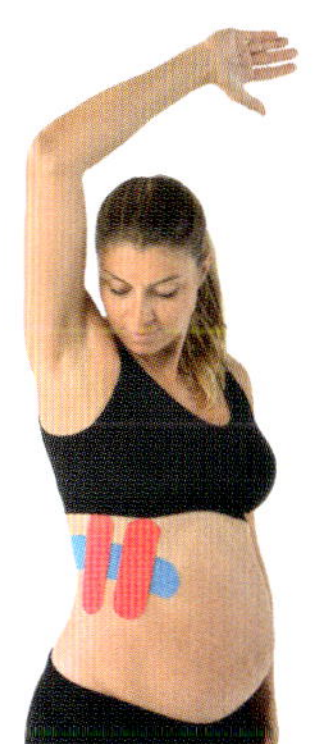

Aktive/vorbeugende Übung
Setzen oder stellen Sie sich aufrecht hin, strecken Sie den Arm der betroffenen Seite nach oben über den Kopf und neigen Sie Ihren Körper zur Gegenseite. Atmen Sie mehrere Atemzüge tief ein und aus.

Hinweise › Vermeiden Sie eine Schonhaltung oder längere Inaktivität, da die Lunge gut belüftet werden sollte, um Lungenerkrankungen (Lungenentzündung usw.) zu vorzubeugen.

Lassen Sie sich dieses Tape von Ihrem Partner oder Ihrer Hebamme anlegen.

Schmerzen im Bereich der Lendenwirbelsäule

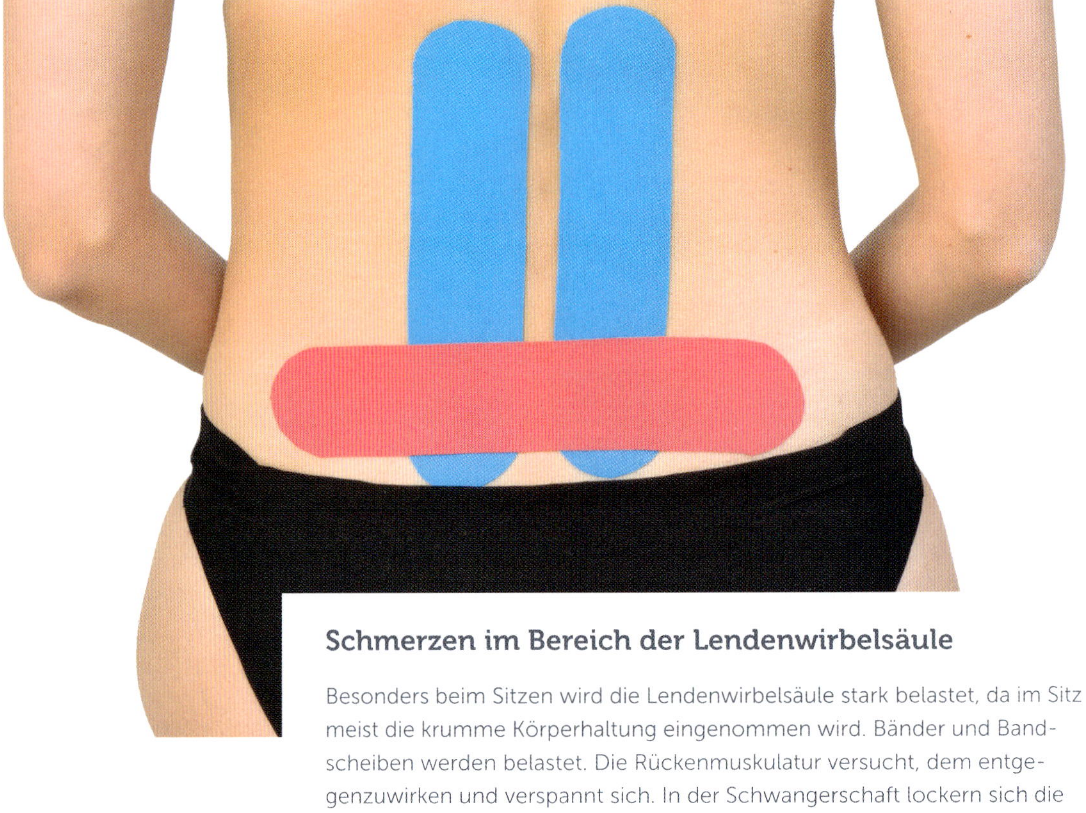

Schmerzen im Bereich der Lendenwirbelsäule

Besonders beim Sitzen wird die Lendenwirbelsäule stark belastet, da im Sitz meist die krumme Körperhaltung eingenommen wird. Bänder und Bandscheiben werden belastet. Die Rückenmuskulatur versucht, dem entgegenzuwirken und verspannt sich. In der Schwangerschaft lockern sich die Bänder aufgrund der hormonellen Umstellung. Somit können Instabilitäten in der unteren Lendenwirbelsäule entstehen.

Die Tapeanlage → So funktioniert's

1: Setzen oder stellen Sie sich aufrecht hin. Kleben Sie den Anker des I-Tapes unterhalb der schmerzhaften Region neben die Wirbelsäule auf die Rückenmuskulatur oder auf das Kreuzbein (bei tiefen Schmerzen).

2: Beugen Sie den Rumpf etwas nach vorne und neigen Sie sich nach rechts. Fixieren Sie den Anker und kleben Sie den Zügel des Tapes mit leichtem Zug über die Rückenstrecker der linken Seite, parallel zur Wirbelsäule, nach oben. Die schmerzhafte Region sollte komplett überklebt werden.

3: Beugen Sie den Rumpf etwas nach vorne und neigen Sie sich nach links. Ein zweites Tape wird mit gleicher Technik auf der rechten Seite der Wirbelsäule angelegt. Das Tapeende sollte ohne Zug aufgeklebt werden. Bei starken Schmerzen kann zusätzlich ein quer verlaufendes rotes Tape angebracht werden. Hierzu wird der mittlere Anteil des Tapes unter starkem Zug nach beiden Seiten quer über den Schmerzpunkt angelegt und die Tapeenden lässt man ohne Zug seitlich auslaufen (kleines Foto). Das gesamte Tape wird angerieben und fixiert.

Schmerzhafte Region

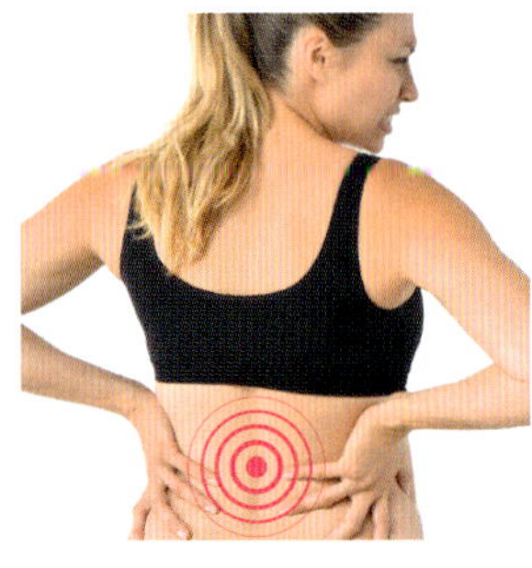

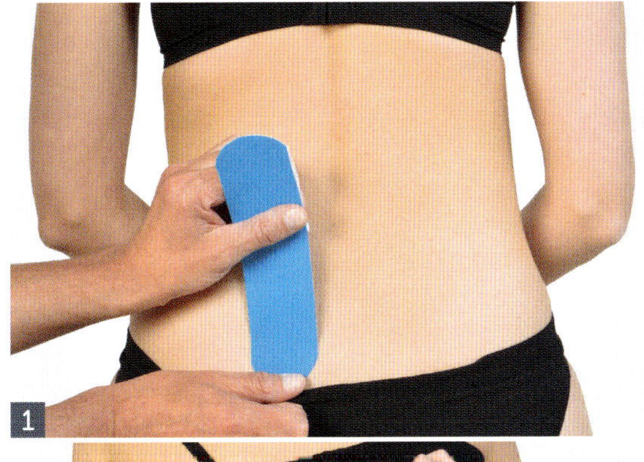

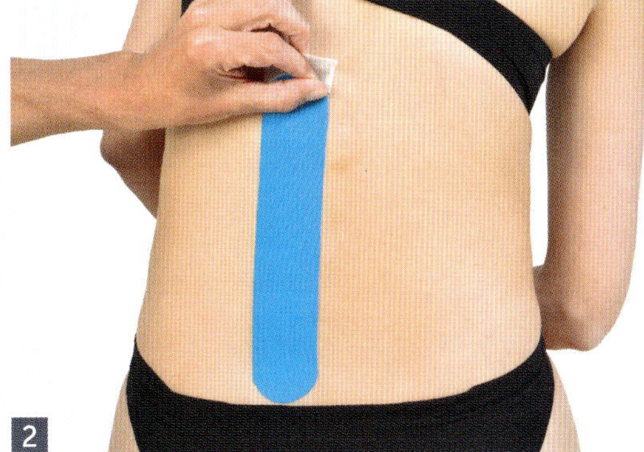

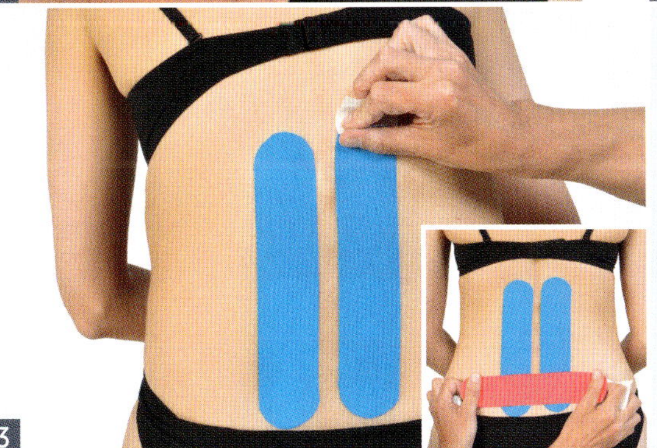

Material: 2 blaue I-Tapes, 1 rotes I-Tape
Breite: jeweils 5 cm
Länge: blaues Tape: Messen Sie das Tape so aus, dass es komplett über die Schmerzregion reicht. Das rote Tape sollte ca. 20 cm lang sein.
Zugstärke: Blau: leicht, Rot: stark

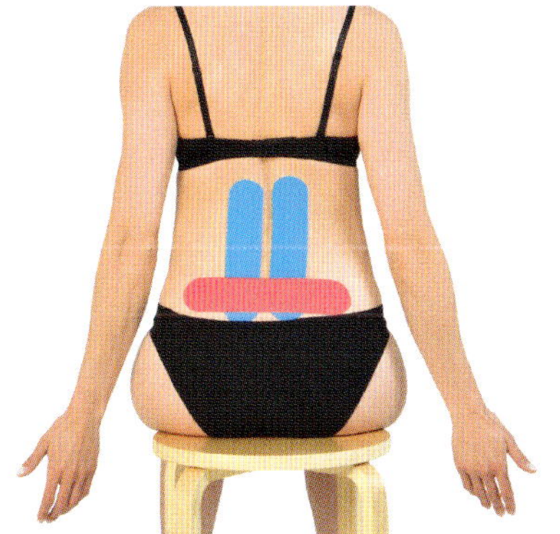

Aktive/vorbeugende Übung
Setzen Sie sich aufrecht hin, strecken Sie die Arme seitlich am Körper und drehen Sie den Oberarm und Unterarm weit nach außen. Bewegen Sie das Becken mehrfach vor und zurück (Rollen über die Sitzbeinhöcker).

Hinweise › Bei ausstrahlenden Schmerzen, Taubheitsgefühl oder Lähmungen sollte ein Arzt aufgesucht werden, um einen Bandscheibenvorfall auszuschließen!

Lassen Sie sich dieses Tape von Ihrem Partner oder Ihrer Hebamme anlegen.

Gelenkschmerzen in der Lendenwirbelsäule

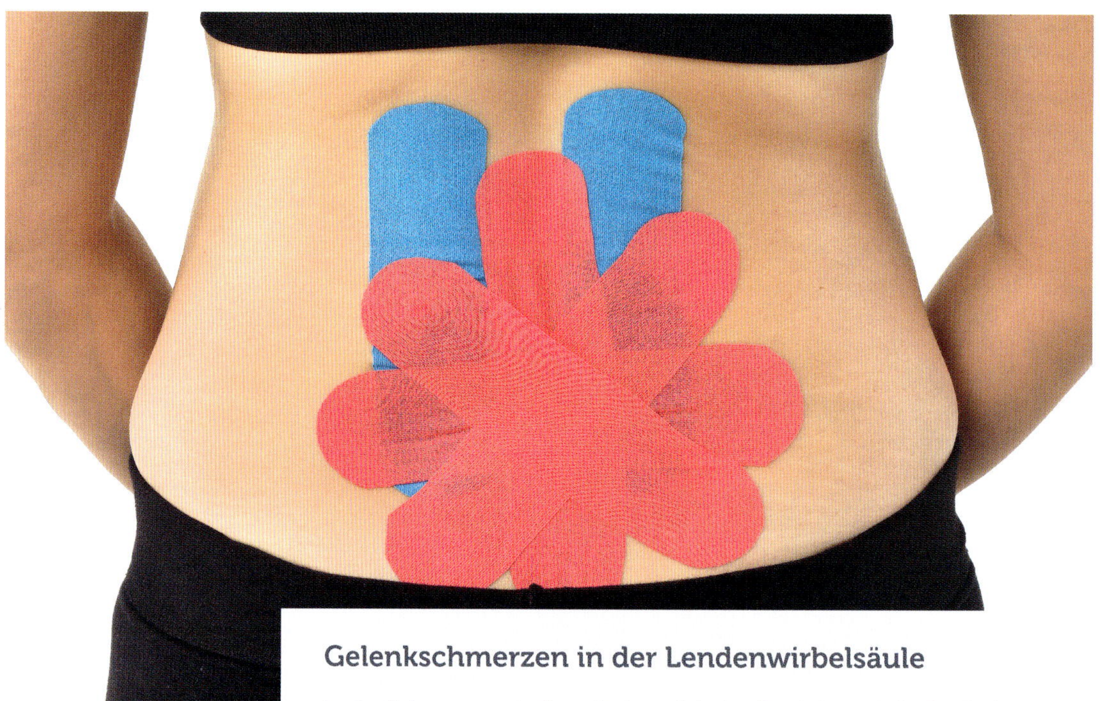

Gelenkschmerzen in der Lendenwirbelsäule

In der Schwangerschaft verändern sich das Gewicht und die Statik des Rumpfes. Das kann zu Überlastungen der Muskulatur und der Gelenke der Lendenwirbelsäule führen. Beim Sitzen wird meist die krumme Körperhaltung eingenommen und die Lendenwirbelsäule stark belastet. Die Rückenmuskulatur verspannt sich und die Gelenke werden überdehnt. In der Schwangerschaft lockern sich die Bänder aufgrund der hormonellen Umstellung. Somit können Instabilitäten in der unteren Lendenwirbelsäule entstehen. Im Stand zieht der Bauch die Lendenwirbelsäule in Richtung Hohlkreuz, was zu Instabilitäten im Übergang von der Brust- zur Lendenwirbelsäule führen kann.

Die Tapeanlage → So funktioniert's

Bitte nehmen Sie das Tape zur Behandlung der Rückenstrecker (s. S. 60) als Grundlage.

Schmerzhafte Region

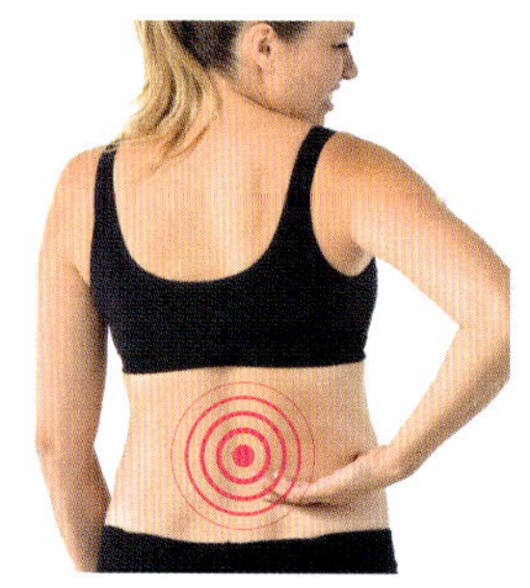

1: Zusätzlich wird ein quer verlaufendes rotes I-Tape im Bereich der schmerzhaften Gelenke der Lendenwirbelsäule angebracht. Hierzu wird der mittlere Anteil des Tapes unter starkem Zug nach beiden Seiten quer über die Lendenwirbelsäule angelegt. Die Tapeenden sollten ohne Zug nach rechts und links auslaufen.

2: Kleben Sie mit der gleichen Technik im 90°-Winkel ein zweites rotes I-Tape über den betroffenen Bereich der Lendenwirbelsäule.

3: Kleben Sie nun im 45°-Winkel ein drittes und viertes rotes I-Tape mit der gleichen Technik über den betroffenen Bereich. Das gesamte Tape wird angerieben und fixiert.

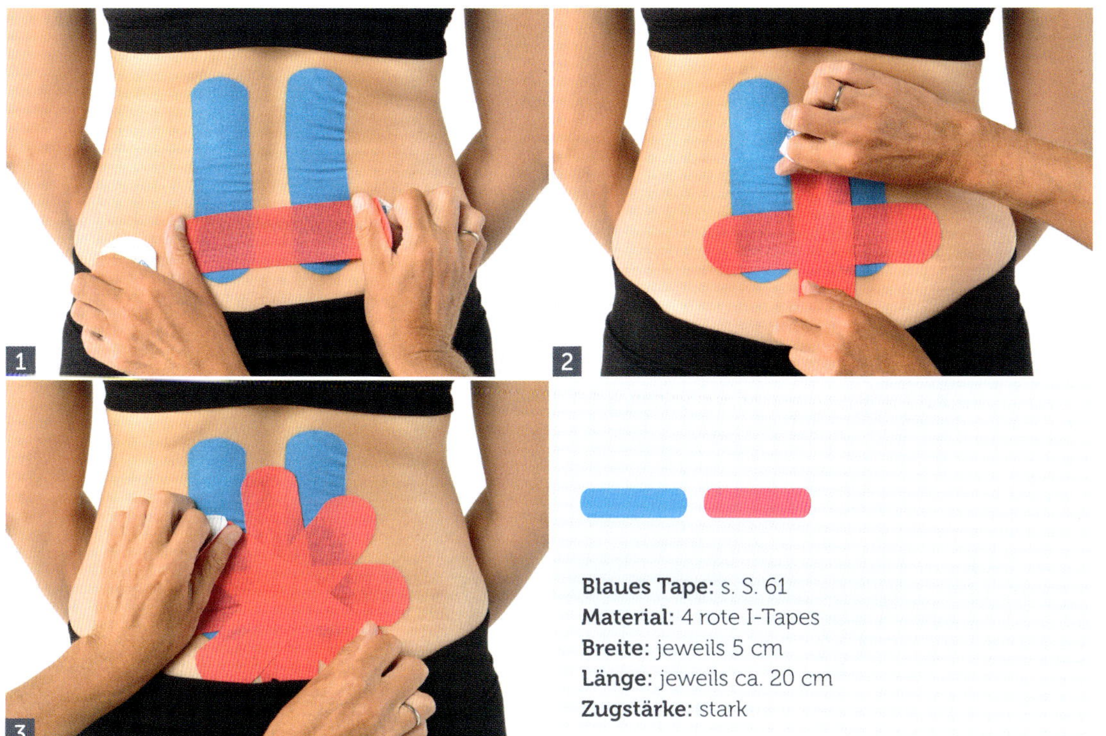

Blaues Tape: s. S. 61
Material: 4 rote I-Tapes
Breite: jeweils 5 cm
Länge: jeweils ca. 20 cm
Zugstärke: stark

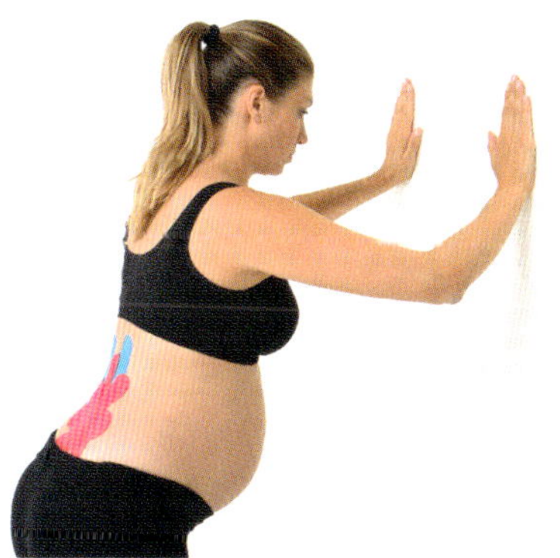

Aktive/vorbeugende Übung
Stellen Sie sich aufrecht in etwa ein Meter Entfernung vor eine Wand und stützen sich mit den Händen nach vorne an der Wand ab. Die Wirbelsäule bleibt stabil und gestreckt. Führen Sie nun unter Körperspannung leichte Liegestütze an der Wand aus.

Hinweise › Wenn ausstrahlende Schmerzen ins Bein oder ein Taubheitsgefühl am Bein oder Fuß auftreten, so sollte ein Arzt aufgesucht werden, um eine Schädigung der Bandscheibe auszuschließen.

Lassen Sie sich dieses Tape von Ihrem Partner oder Ihrer Hebamme anlegen.

Kreuzdarmbeingelenke/Frühschwangerschaft

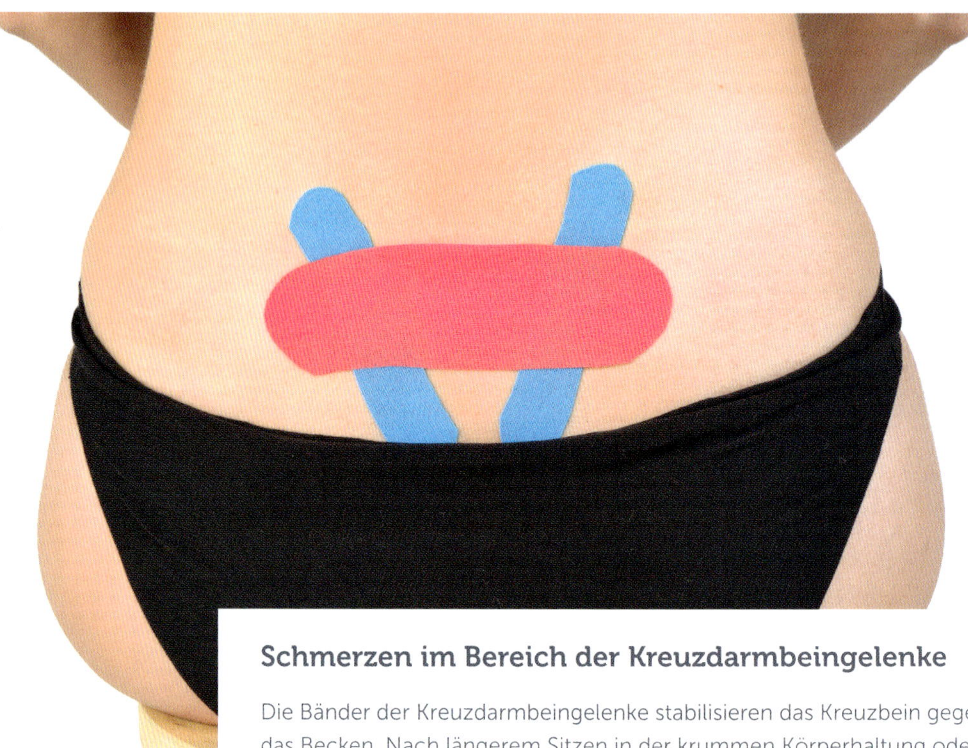

Schmerzen im Bereich der Kreuzdarmbeingelenke

Die Bänder der Kreuzdarmbeingelenke stabilisieren das Kreuzbein gegen das Becken. Nach längerem Sitzen in der krummen Körperhaltung oder nach körperlichen Belastungen kann es zu Reizungen der Bandstrukturen kommen. Da in der Schwangerschaft diese Bänder lockerer sind, treten Beschwerden in diesem Zeitraum häufiger auf. Ebenso kann ein Sturz auf das Gesäß zu einer Verletzung oder Lockerung der Bänder führen, was mit Schmerzen einhergehen kann.

Die Tapeanlage → So funktioniert's

1: Setzen Sie sich auf einen Stuhl oder Hocker und beugen Sie sich leicht nach vorne. Der mittlere Anteil des I-Tapes wird mit starkem Zug nach beiden Seiten direkt über dem schmerzhaften Gelenk aufgeklebt. Die Tapeenden sollten ohne Zug nach oben und unten angelegt werden. Das Tape wird angerieben und fixiert.

2: Ein zweites Tape wird mit der gleichen Technik auf der anderen Seite angelegt. Das Tape wird angerieben und fixiert.

3: Zusätzlich wird ein quer verlaufendes rotes Tape angebracht. Hierzu wird der mittlere Anteil des Tapes unter starkem Zug nach beiden Seiten quer über die Schmerzareale angelegt und die Tapeenden lässt man ohne Zug seitlich auslaufen. Das gesamte Tape wird angerieben und fixiert.

Schmerzhafte Region

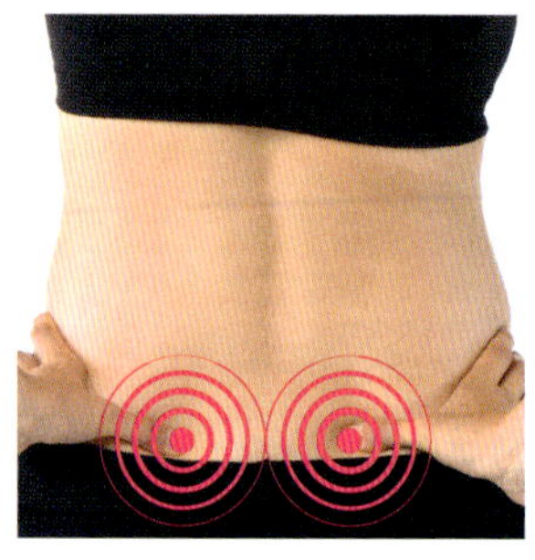

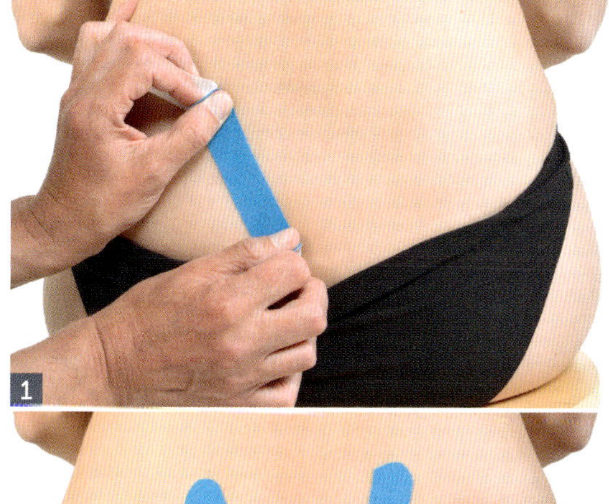

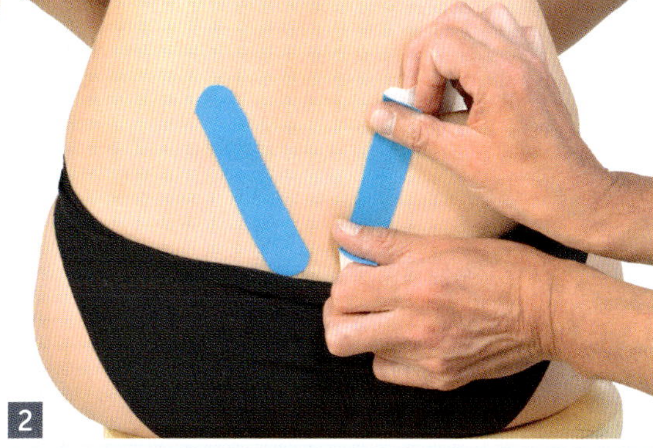

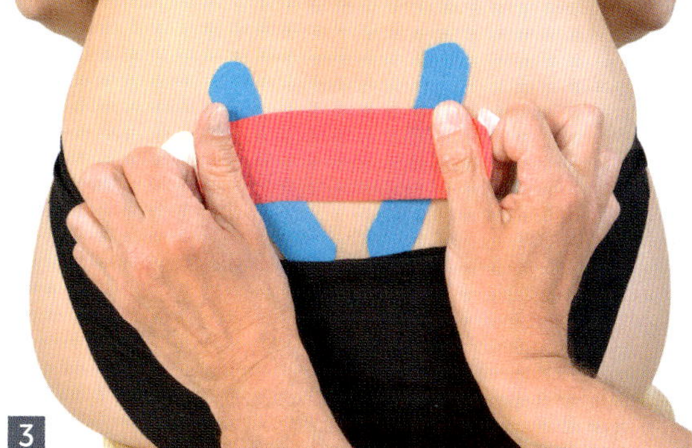

Material: 2 blaue I-Tapes, 1 rotes I-Tape
Breite: blaues Tape: jeweils 2,5 cm,
rotes Tape: 5 cm
Länge: blaues Tape: jeweils ca. 10 cm,
rotes Tape: ca. 20 cm
Zugstärke: Blau und Rot: stark

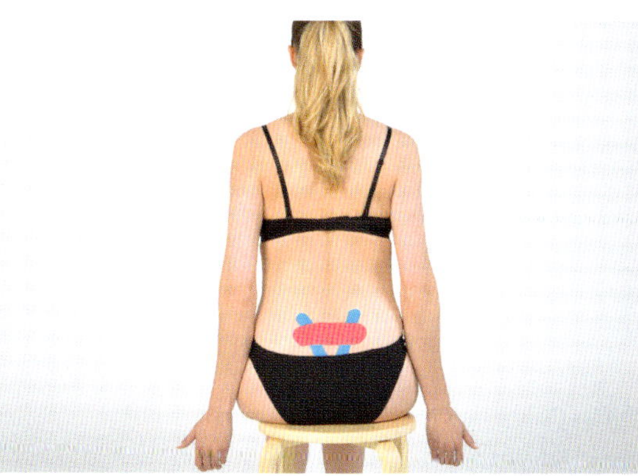

Aktive/vorbeugende Übung
Setzen Sie sich aufrecht hin, strecken Sie die Arme seitlich am Körper und drehen Sie den Ober- und Unterarm weit nach außen. In aufrechter Körperhaltung ist die Scherbelastung in den Kreuzdarmbeingelenken geringer.

Hinweise › **Ein Sturz auf das gestreckte Bein, der sog. »Tritt ins Leere«, kann zu einer starken Reizung der Bänder des Kreuzdarmbeingelenks führen.**

Lassen Sie sich dieses Tape von Ihrem Partner oder Ihrer Hebamme anlegen.

Kreuzdarmbeingelenke/Spätschwangerschaft

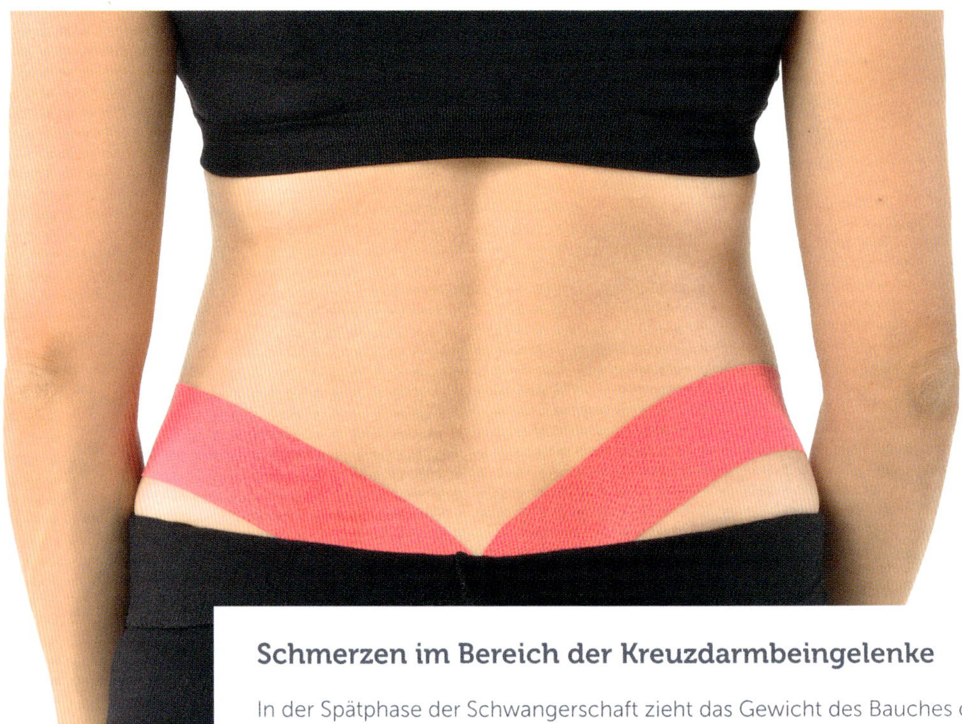

Schmerzen im Bereich der Kreuzdarmbeingelenke

In der Spätphase der Schwangerschaft zieht das Gewicht des Bauches das Becken nach vorne, was zu Scherbelastungen und Schmerzen im Bereich der Kreuzdarmbeingelenke führen kann. Mit dieser Tapenanlage soll das Gelenk stabilisiert und eine mechanische Unterstützung für den Bauch gegeben werden!

Die Tapeanlage → So funktioniert's

1: Setzen Sie sich auf einen Stuhl oder Hocker. Der Anker des ersten roten I-Tapes wird tief auf dem Kreuzbein angelegt. Die Ausrichtung des Tapes ist nach oben/außen.

2: Der Zügel des I-Tapes wird mit starkem Zug über den Beckenkamm nach außen/vorne angelegt. Vor dem Beckenkamm wird das Tape mit leichtem Zug bis unterhalb des Bauchnabels aufgeklebt (kleines Bild). Das Tapeende soll ohne Zug bleiben. Das Tape wird angerieben und fixiert.

3: Ein zweites Tape wird mit der gleichen Technik auf der anderen Seite angebracht. Das gesamte Tape wird angerieben und fixiert.

Fertige Tapeanlage (seitlich)

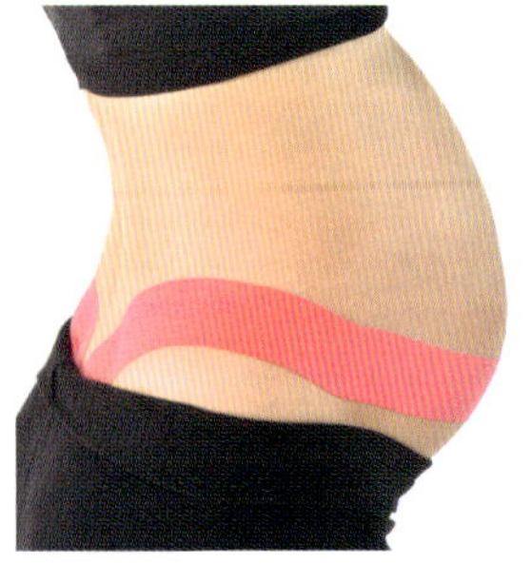

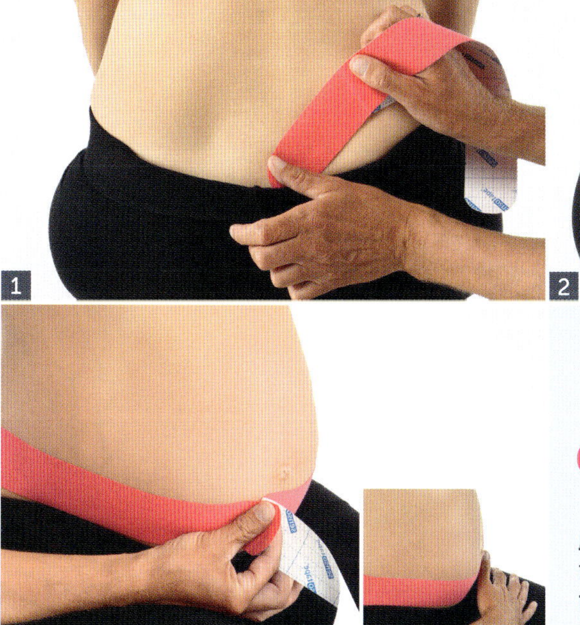

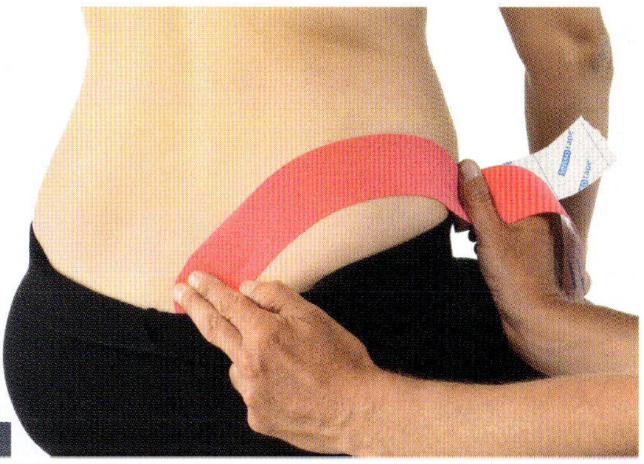

Material: 2 rote I-Tapes
Breite: 5 cm
Länge: jeweils ca. 40 cm
Zugstärke: erst stark, dann leicht

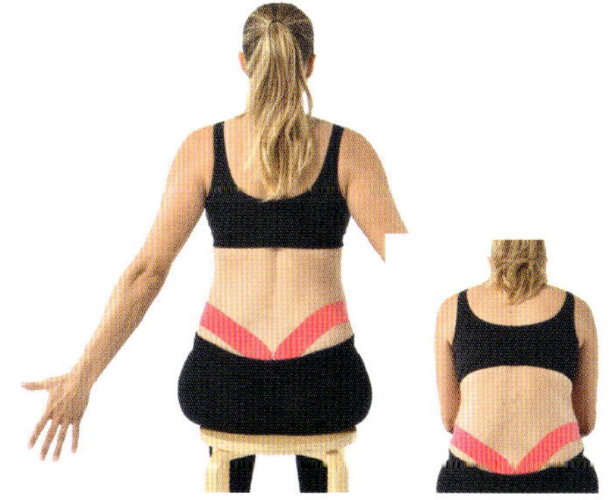

Aktive/vorbeugende Übung
Setzen Sie sich aufrecht hin, strecken Sie die Arme seitlich am Körper und drehen Sie den Ober- und Unterarm weit nach außen. Rollen Sie über die Sitzbeinhöcker nach hinten (leicht krumm). Wiederholen Sie diese Bewegung ca. 5-mal.

Hinweise › **Ein Sturz auf das gestreckte Bein, der sog. »Tritt ins Leere«, kann zu einer starken Reizung der Bänder des Kreuzdarmbeingelenks führen.**

Lassen Sie sich dieses Tape von Ihrem Partner oder Ihrer Hebamme anlegen.

Ischialgie

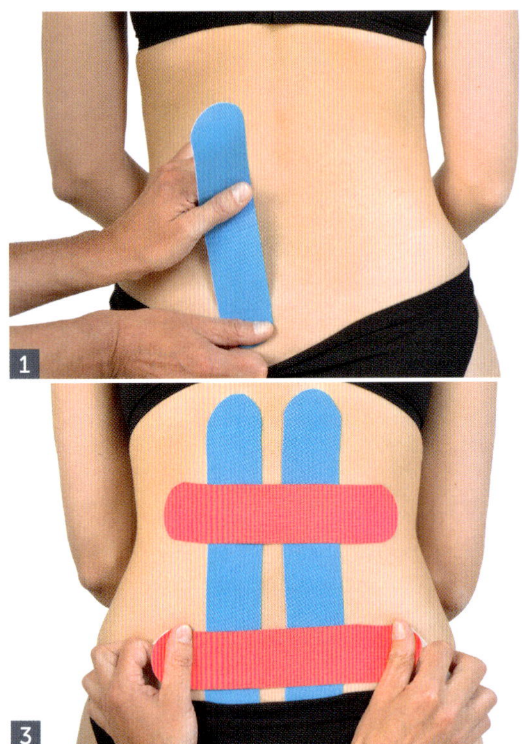

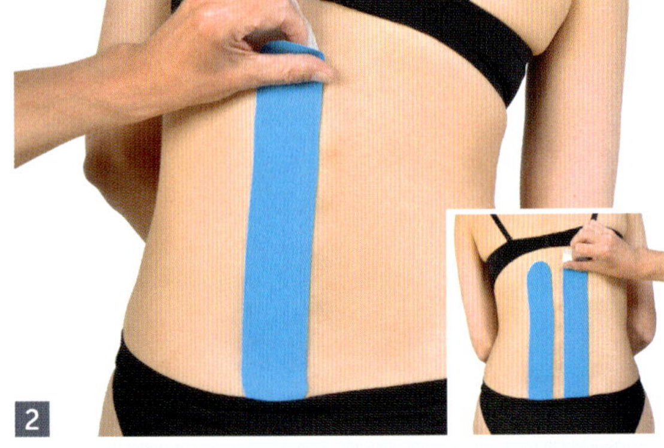

Material: 2 blaue I-Tapes, 2 rote I-Tapes
Breite: jeweils 5 cm
Länge: ca. 20 cm
Zugstärke: Blau: leicht, Rot: stark

Ischialgie

Viele kennen den »Hexenschuss«. Er wird meist durch eine »falsche« Bewegung oder Drehung ausgelöst, was in der Schwangerschaft aufgrund der zunehmend eingeschränkten Beweglichkeit leicht passieren kann. Der Ischiasnerv kann hier irritiert werden, was zu Rückenschmerzen, einem Steifheitsgefühl und evtl. leichten Ausstrahlungen in den Po oder ins Bein führen kann. Die Rückenmuskulatur ist verspannt und man fühlt sich im Rücken instabil.

Hinweis › **Lassen Sie sich dieses Tape von Ihrem Partner oder Ihrer Hebamme anlegen.**

Die Tapeanlage → So funktioniert's

1: **Setzen oder stellen Sie sich aufrecht hin. Kleben Sie den Anker des I-Tapes unterhalb der schmerzhaften Region neben die Wirbelsäule auf die Rückenmuskulatur oder auf das Kreuzbein (bei sehr tiefen Schmerzen).**

2: **Beugen Sie den Rumpf etwas nach vorne und neigen Sie sich nach rechts. Kleben Sie den Zügel des Tapes mit leichtem Zug über die Rückenstrecker, parallel zur Wirbelsäule auf der linken Seite, nach oben. Ein zweites Tape wird mit gleicher Technik auf der rechten Seite der Wirbelsäule angelegt.**

3: **Zur Stabilisierung wird zusätzlich ein quer verlaufendes rotes Tape angebracht. Hierzu wird der mittlere Anteil des Tapes unter starkem Zug nach beiden Seiten quer über die untere Lendenwirbelsäule, ein zweites mit gleicher Technik über die obere Lendenwirbelsäule geklebt. Das gesamte Tape wird angerieben und fixiert.**

Schwellung am Brustkorb

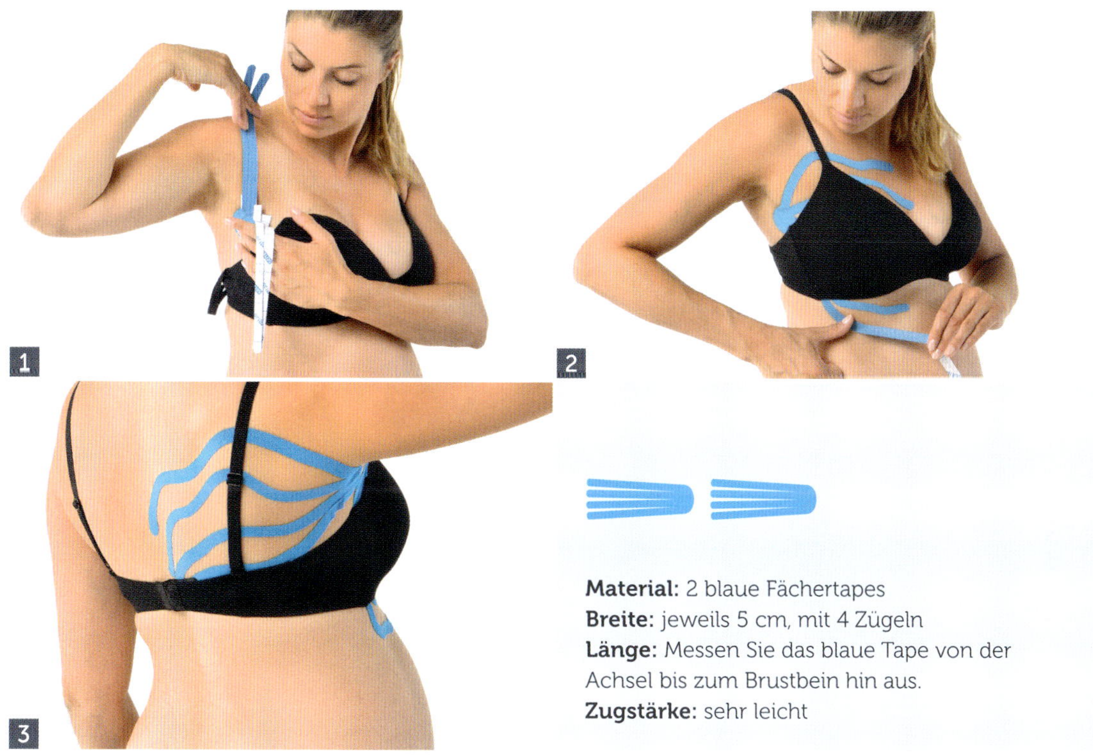

Material: 2 blaue Fächertapes
Breite: jeweils 5 cm, mit 4 Zügeln
Länge: Messen Sie das blaue Tape von der Achsel bis zum Brustbein hin aus.
Zugstärke: sehr leicht

Schwellung am Brustkorb

Schwellungen im Bereich des Brustkorbs (und auch des Arms) treten auf, wenn entweder eine Verletzung in diesem Bereich vorliegt (Rippenprellung o. A.) oder aufgrund der Haltungsänderung (vergrößerte Brust, Engstellung der Rippen), der Abtransport der Lymphflüssigkeit nicht mehr optimal funktioniert.

Durch das Tape wird das Lymphsystem unterstützt, sodass vorhandene Flüssigkeit schneller abtransportiert und vom Körper wieder aufgenommen wird.

Die Tapeanlage → So funktioniert's

1: Stellen Sie sich aufrecht hin und spreizen Sie den Arm seitlich ab. Kleben Sie den Anker etwas unterhalb der Achselhöhle auf die Innenseite des Brustkorbs.

2: Kleben Sie die 4 Zügel des Tapes in gleichmäßigen Abständen unter sehr leichtem Zug über das geschwollene Areal. Die Tapeenden sollen ohne Zug auslaufen. Das gesamte Tape wird angerieben, erwärmt und fixiert.

3: Bei einer großflächigen Schwellung lassen Sie sich von Ihrem Partner oder Ihrer Hebamme ein zweites Tape mit gleicher Technik auf die Rückseite des Brustkorbs kleben. Der Anker befindet sich leicht unterhalb der Achselhöhle am hinteren Brustkorb. Die Tapezügel laufen ebenfalls über das geschwollene Areal. Die Tapeenden sollen ohne Zug auslaufen. Das gesamte Tape wird angerieben und fixiert.

Unterstützendes Bauch-Tape

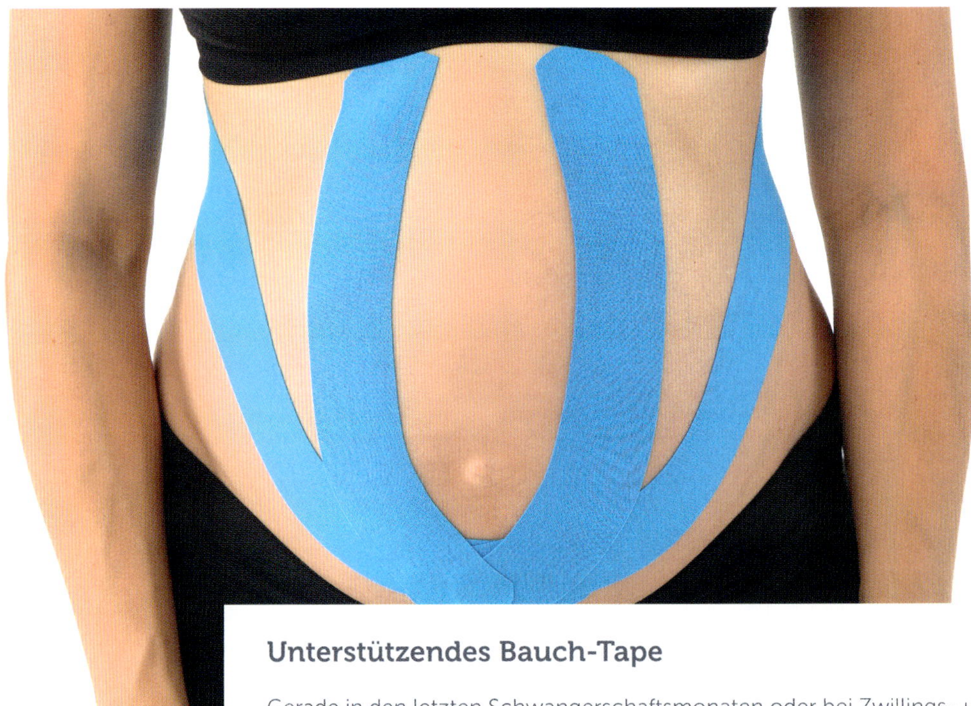

Unterstützendes Bauch-Tape

Gerade in den letzten Schwangerschaftsmonaten oder bei Zwillings- und Mehrlingsschwangerschaften ist das Gewicht des Bauches erheblich. Wie beschrieben, kann es zu Rückenschmerzen, Schmerzen in den Kreuzdarmbeingelenken, zu Verspannungen und zahlreichen weiteren Beschwerdebildern führen. Diese können symptomatisch behandelt werden, oder es kann ein unterstützendes Bauch-Tape angelegt werden mit der Idee, das Gewicht des Bauches z. T. über das Tape abzufangen und zum Rumpf zu leiten. Häufig führt dies zu einer merklichen Entlastung der Bauch- und Rückenmuskulatur.

Die Tapeanlage → So funktioniert's

1: Stellen oder setzen Sie sich aufrecht hin. Der Anker des I-Tapes wird auf der Gegenseite, deutlich unter den Bauchnabel angelegt. Die Basis wird ohne Zug nach oben/außen bis Mitte des Bauches angebracht. Das zweite Tape wird spiegelbildlich auf der anderen Seite aufgeklebt.

2: Die Tapezügel werden nun jeweils mit starkem Zug seitlich um den Bauch zu den mittleren Rippen hin angelegt. Die Tapeenden sollten ohne Zug bleiben. Das Tape wird angerieben und fixiert.

3: Zusätzlich werden zwei weitere Tapes mit der gleichen Technik angebracht. Diesmal verlaufen die Zügel zum vorderen Rippenbogen. Das Tape wird angerieben und fixiert.

Fertige Tapeanlage (seitlich)

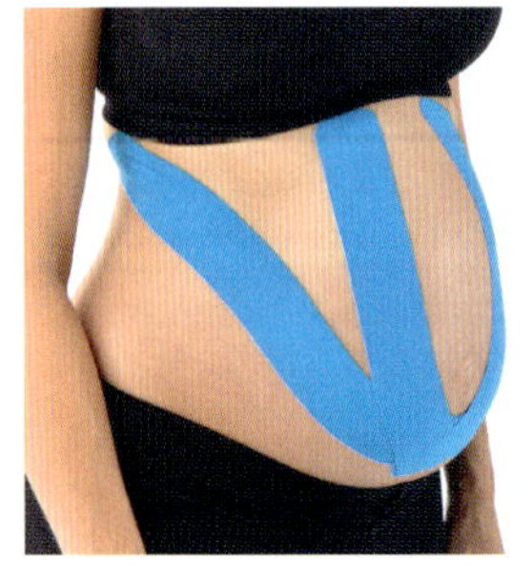

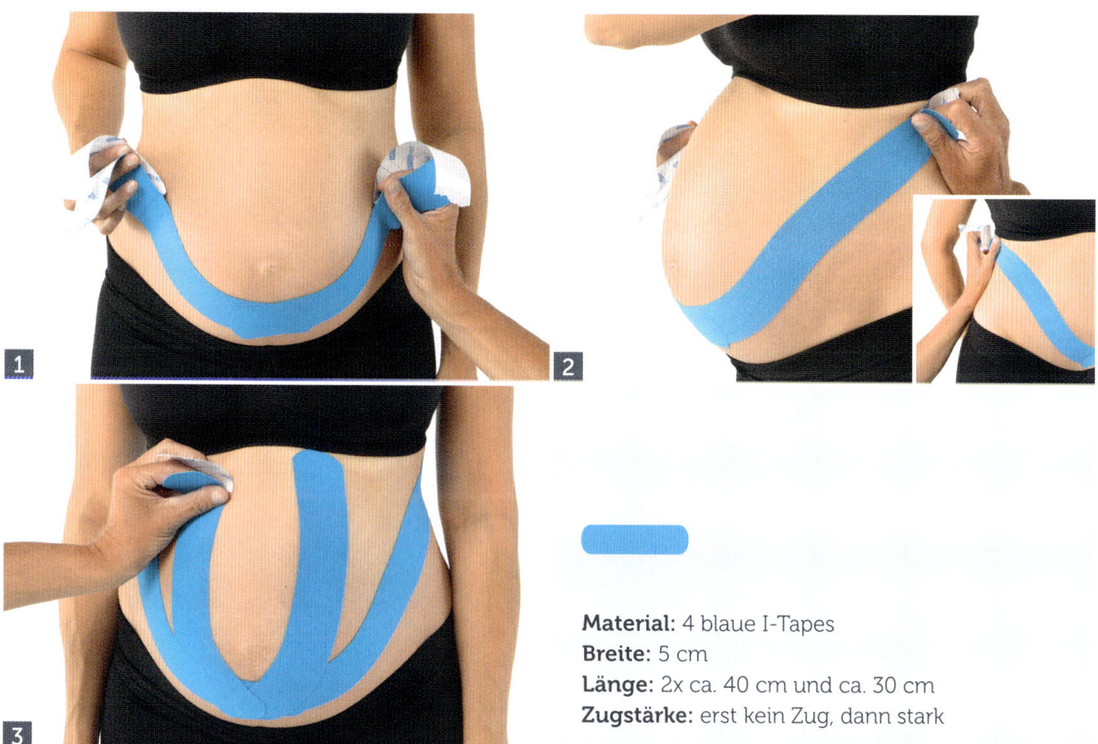

Material: 4 blaue I-Tapes
Breite: 5 cm
Länge: 2x ca. 40 cm und ca. 30 cm
Zugstärke: erst kein Zug, dann stark

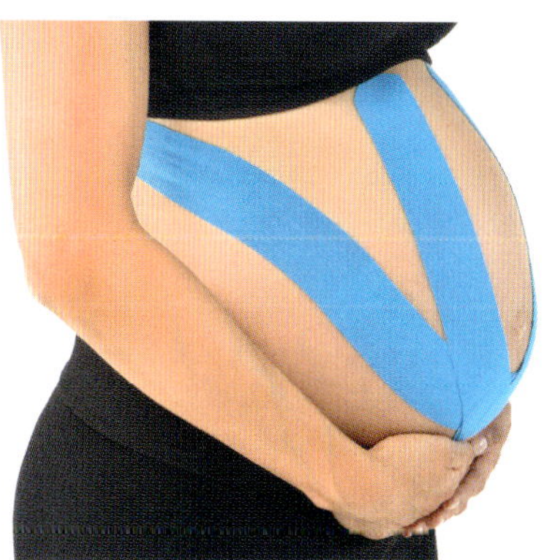

Aktive Unterstützung
Unter der Tapeanlage kann der Bauch aktiv leicht gehoben werden, was die Intensität des Tapes noch verstärkt.

Hinweise › Sollten unter dieser Tapeanlage vermehrt Rückschmerzen auftreten oder sollte die Atmung eingeschränkt sein, dann entfernen Sie das Tape bitte oder verwenden Sie einen geringeren Zug bei der Anlage.

Lassen Sie sich dieses Tape von Ihrem Partner oder Ihrer Hebamme anlegen.

Unterstützung der quer verlaufenden Bauchmuskulatur

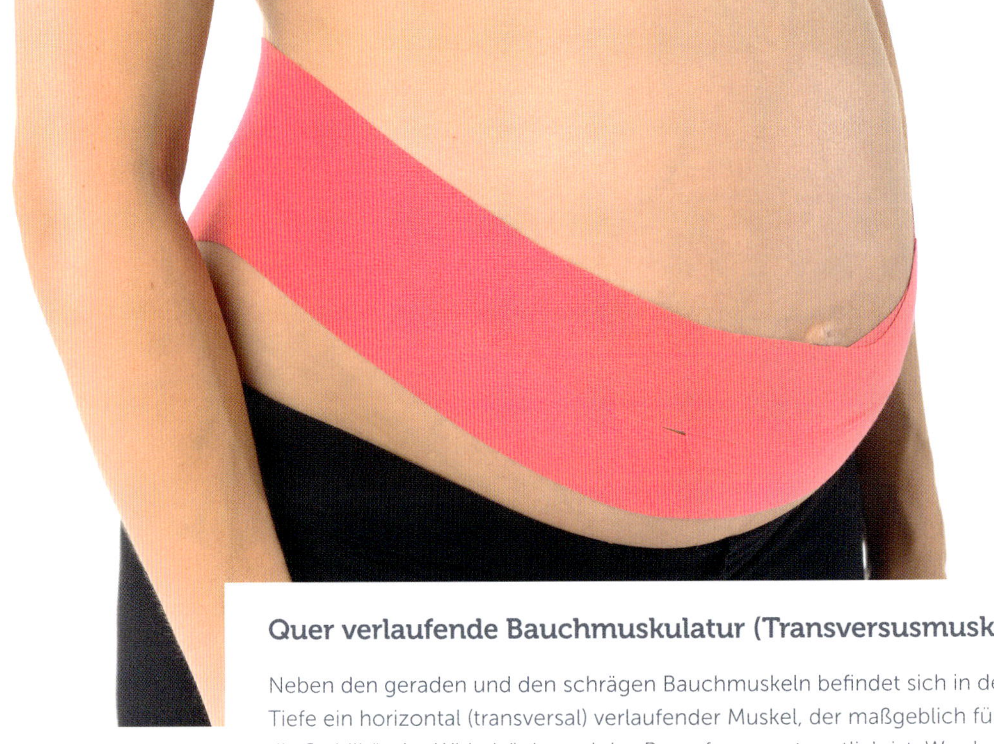

Quer verlaufende Bauchmuskulatur (Transversusmuskel)

Neben den geraden und den schrägen Bauchmuskeln befindet sich in der Tiefe ein horizontal (transversal) verlaufender Muskel, der maßgeblich für die Stabilität der Wirbelsäule und des Rumpfes verantwortlich ist. Werden die unteren Anteile des Muskels aktiviert, so unterstützt er den Bauch, indem das Gewicht des Bauches weiter nach oben und hinten verlagert wird. Dies kann zu einer merklichen Entlastung führen.

Die Tapeanlage → So funktioniert's

1: Stellen oder setzen Sie sich aufrecht hin. Der Anker des ersten roten I-Tapes wird am oberen Teil des Kreuzbeins angelegt. Der Zügel des I-Tapes wird mit leichtem Zug (Muskeltape) oberhalb des Beckenkamms nach vorne aufgeklebt. Vor dem Beckenkamm wird das Tape bis deutlich unterhalb des Bauchnabels angebracht (kleines Bild). Das Tapeende soll ohne Zug bleiben. Das Tape wird angerieben und fixiert.

2: Ein zweites Tape wird mit der gleichen Technik auf der anderen Seite angelegt. Das gesamte Tape wird angerieben und fixiert.

3: Ein drittes und viertes Tape wird mit der gleichen Technik von der mittleren Lendenwirbelsäule bis unterhalb des Nabels aufgeklebt und fixiert.

Fertige Tapeanlage (seitlich)

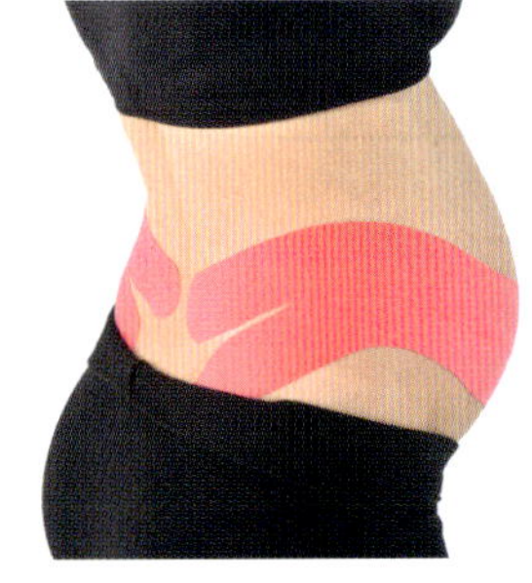

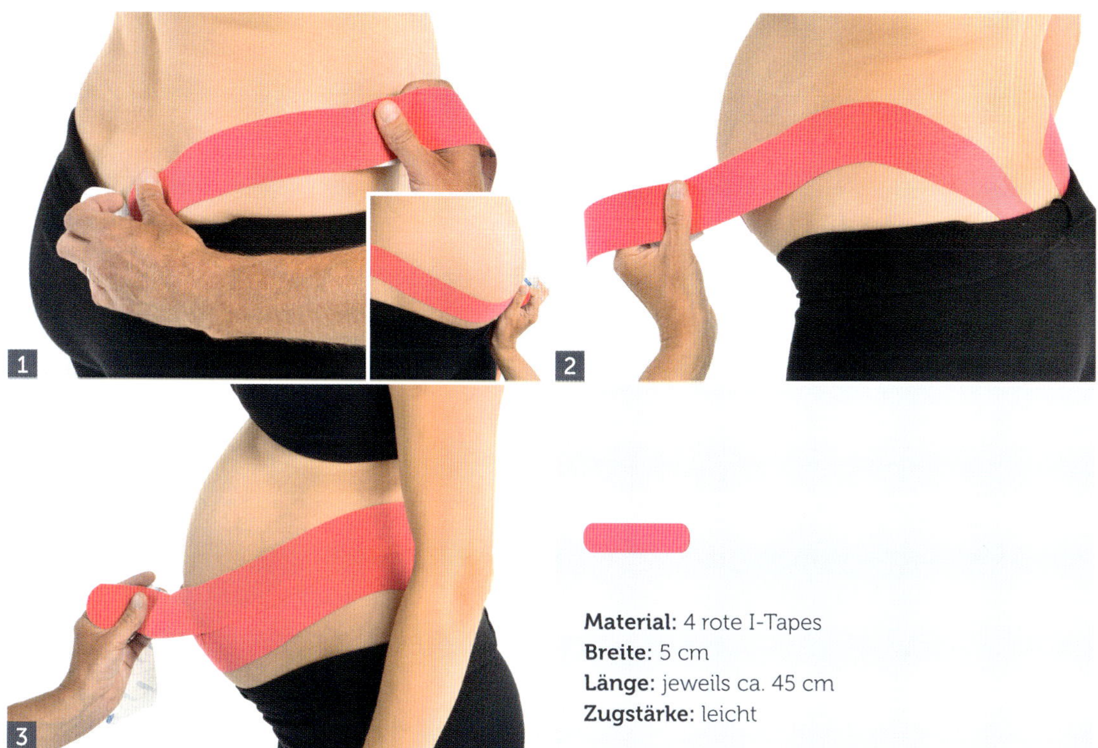

Material: 4 rote I-Tapes
Breite: 5 cm
Länge: jeweils ca. 45 cm
Zugstärke: leicht

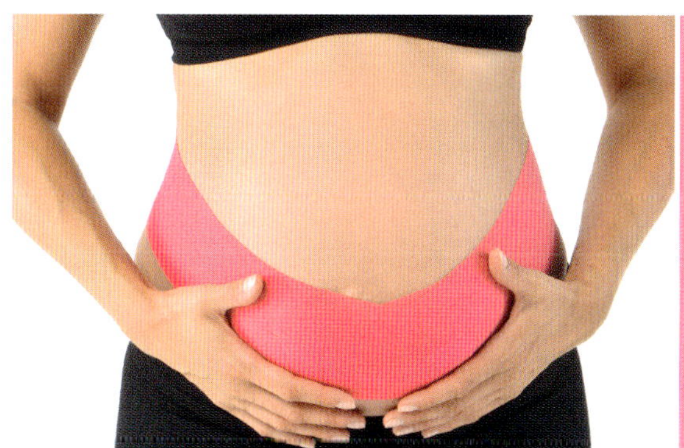

Aktive Unterstützung
Unter der Tapeanlage kann der Bauch aktiv leicht gehoben werden, was die Intensität des Tapes noch verstärkt.

Hinweise › Sollte eine Instabilität der Lendenwirbelsäule vorliegen, so kann diese Tapeanlage vermehrte Rückenschmerzen hervorrufen. Dann sollte das Tape wieder entfernt werden!

Lassen Sie sich dieses Tape von Ihrem Partner oder Ihrer Hebamme anlegen.

Unterstützung der geraden Bauchmuskulatur

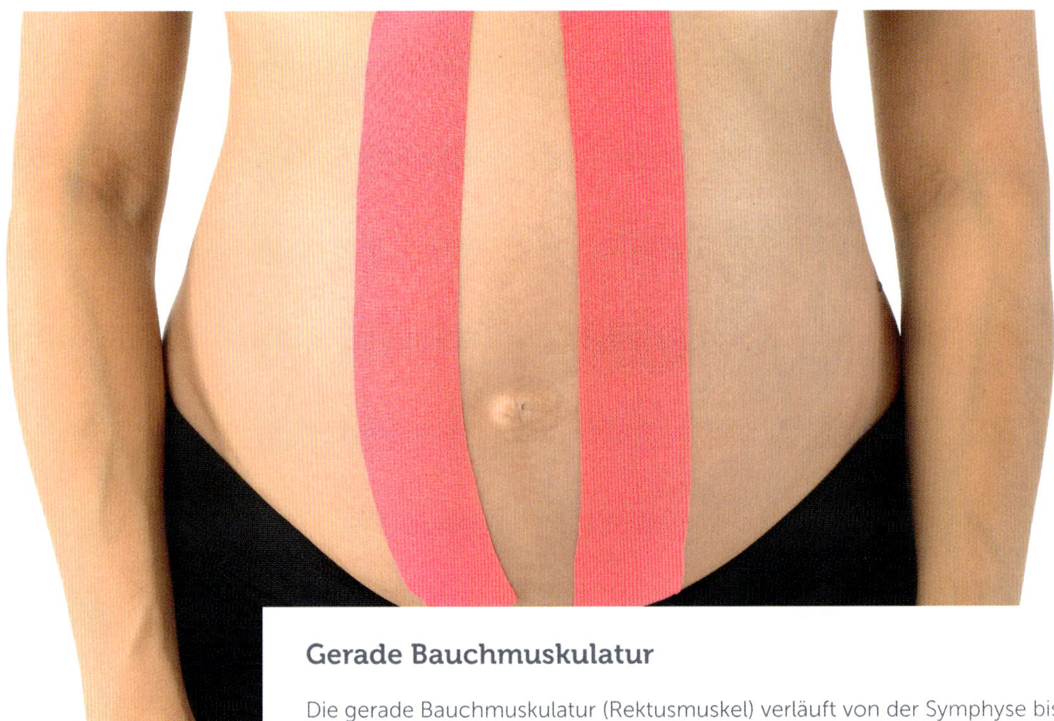

Gerade Bauchmuskulatur

Die gerade Bauchmuskulatur (Rektusmuskel) verläuft von der Symphyse bis zum vorderen Rippenbogen, unterhalb der Brust. Durch ihren Verlauf wird die Muskulatur während der Schwangerschaft sehr gedehnt. Trotzdem sollte sie ihrer Funktion, den Rumpf mit zu stabilisieren und den Bauch zu halten, nachkommen. Liegen Beschwerden in diesem Bereich vor, ist es häufig sinnvoll, ein unterstützendes Tape für diese Muskulatur zu verwenden.

Die Tapeanlage → So funktioniert's

1: Stellen oder setzen Sie sich aufrecht hin. Der Anker des ersten roten I-Tapes wird symphysennah auf dem Unterbauch, seitlich der Rektusdiastase, also der bindegewebigen Verbindung zwischen den beiden Muskelsträngen der geraden Bauchmuskulatur, aufgeklebt. Der untere Anteil des Zügels wird ohne Zug über die gerade Bauchmuskulatur bis Mitte des Bauches angelegt. Dieser Anteil dient als Basis, um den Bauch zu heben.

2: Ab Mitte des Bauches wird das Tape mit starkem Zug zum unteren Rippenbogen hin angebracht. Das Tapeende sollte ohne Zug nach oben aufgeklebt werden. Das Tape wird angerieben und fixiert.

3: Ein zweites Tape wird mit der gleichen Technik auf der anderen Seite der Rektusdiastase auf der geraden Bauchmuskulatur angelegt. Das Tape wird angerieben und fixiert.

Fertige Tapeanlage (seitlich)

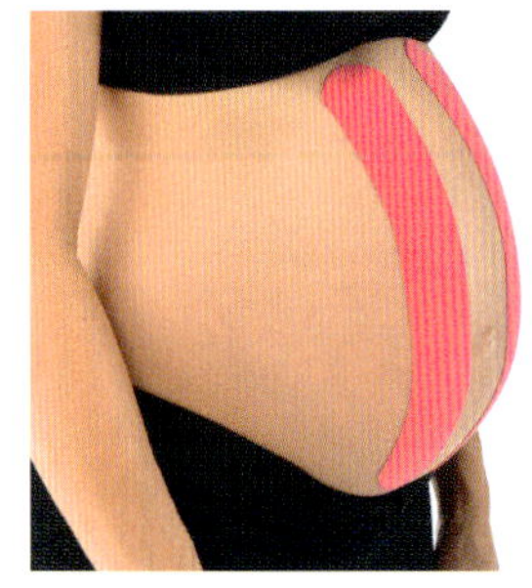

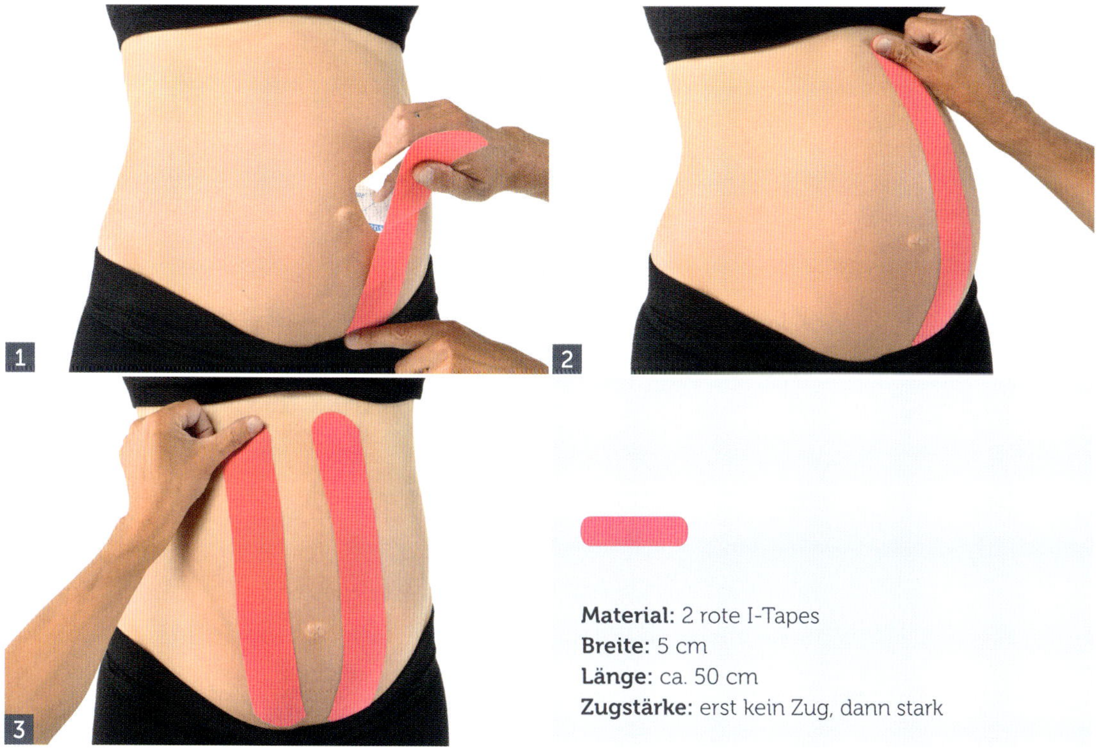

Material: 2 rote I-Tapes
Breite: 5 cm
Länge: ca. 50 cm
Zugstärke: erst kein Zug, dann stark

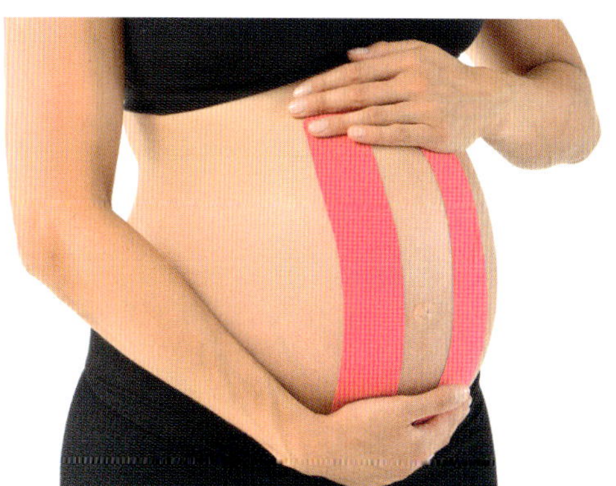

Aktive Unterstützung
Unter der Tapeanlage kann der Bauch aktiv leicht gehoben werden, was die Intensität des Tapes noch verstärkt.

Hinweis › Dieses Tape kann auch mit anderen unterstützenden Tapes kombiniert werden, um die Intensität zu erhöhen!

Unterstützung der schrägen Bauchmuskulatur

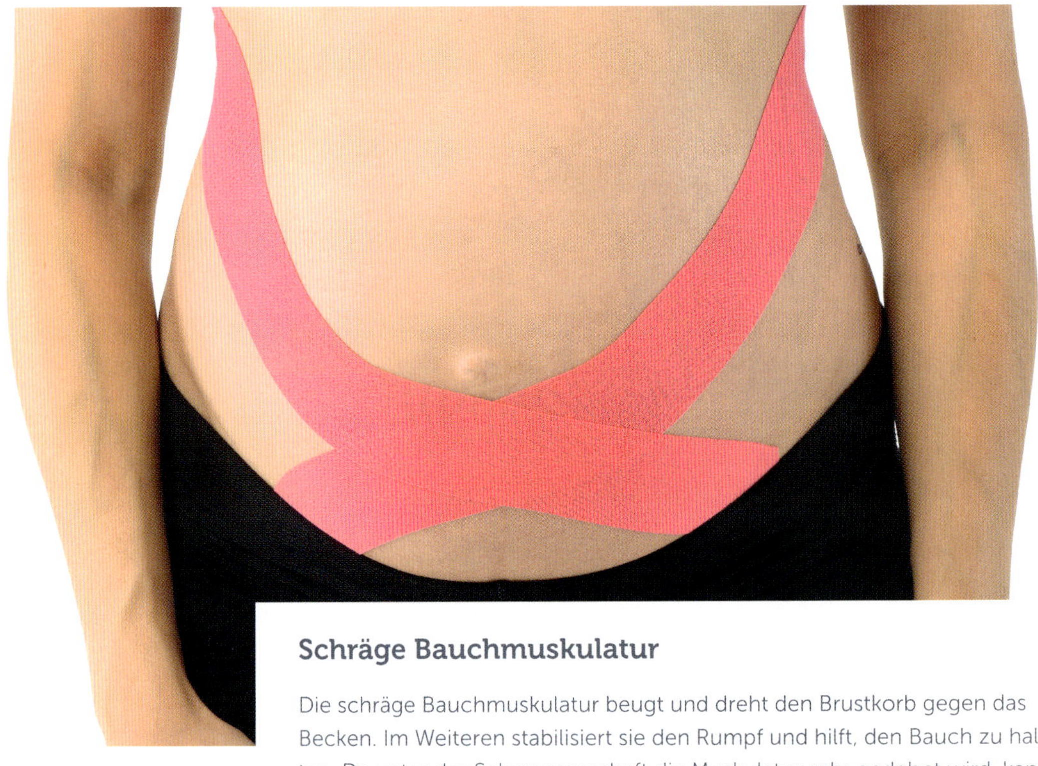

Schräge Bauchmuskulatur

Die schräge Bauchmuskulatur beugt und dreht den Brustkorb gegen das Becken. Im Weiteren stabilisiert sie den Rumpf und hilft, den Bauch zu halten. Da unter der Schwangerschaft die Muskulatur sehr gedehnt wird, kann es zu Beschwerden in diesem Bereich kommen. Dann ist es sinnvoll, ein unterstützendes Tape für diese Muskulatur zu verwenden.

Die Tapeanlage → So funktioniert's

1: **Stellen oder setzen Sie sich aufrecht hin. Der Anker des ersten roten I-Tapes wird im Bereich des Leistenbandes angelegt. Der untere Anteil des Zügels wird ohne Zug diagonal bis Mitte des Bauches aufgeklebt. Dabei sollte das Tape leicht geschwungen unter dem Bauchnabel hergeführt werden. Dieser Anteil dient als Basis, um den Bauch zu heben.**

2: **Ab Mitte des Bauches wird das Tape nun mit starkem Zug weiter diagonal über den Bauch bis zu den seitlichen Rippen der Gegenseite angebracht. Das Tapeende sollte ohne Zug auslaufen. Das Tape wird angerieben und fixiert.**

3: **Ein zweites Tape wird mit der gleichen Technik auf der anderen Seite angelegt. Das gesamte Tape wird angerieben und fixiert.**

Fertige Tapeanlage (seitlich)

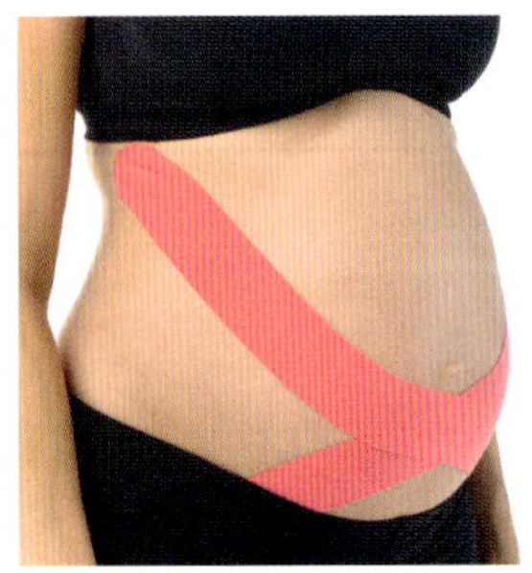

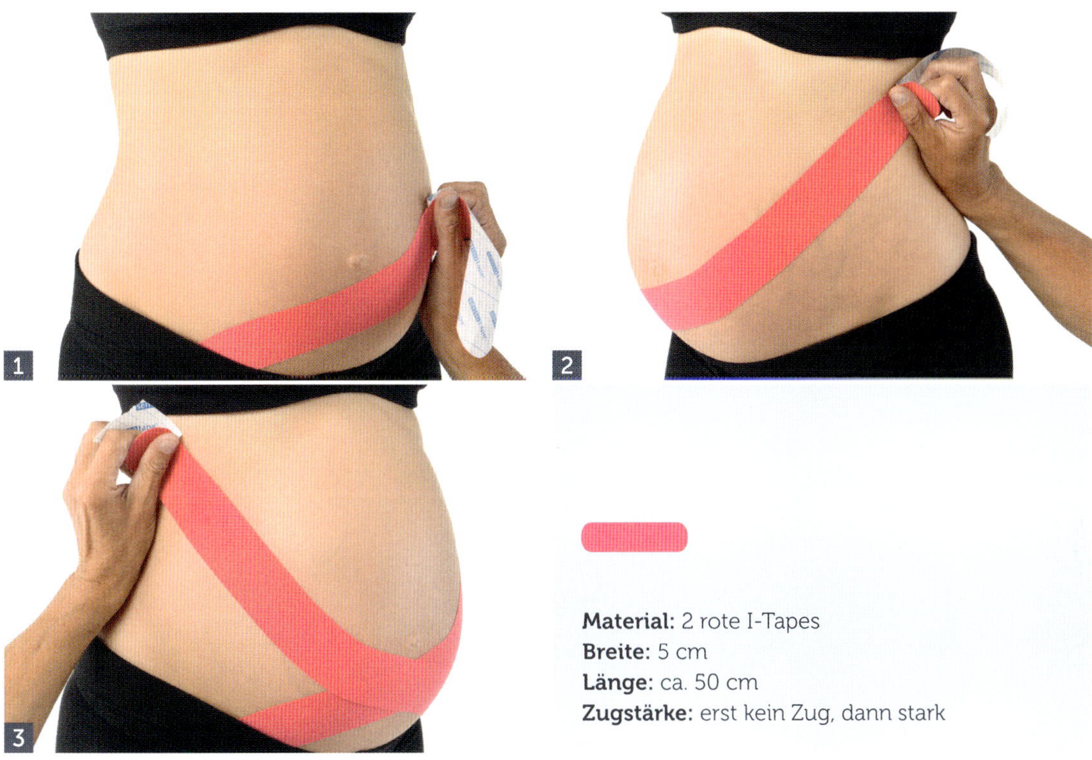

Material: 2 rote I-Tapes
Breite: 5 cm
Länge: ca. 50 cm
Zugstärke: erst kein Zug, dann stark

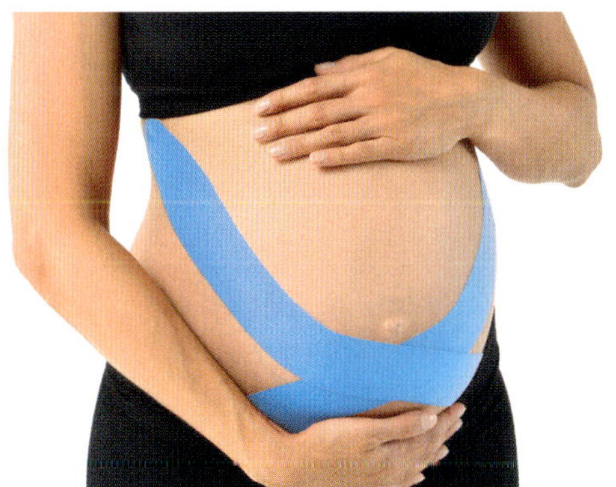

Information
Diese Tapeanlage kann auch mit einem blauen Tape durchgeführt werden, was eine beruhigende Wirkung auf die Muskulatur hat, aber dennoch mechanisch unterstützend wirkt.

Hinweise › **Das Tape sollte nicht über den Bauchnabel geklebt werden!**

Lassen Sie sich dieses Tape von Ihrem Partner oder Ihrer Hebamme anlegen.

Übelkeit/Erbrechen

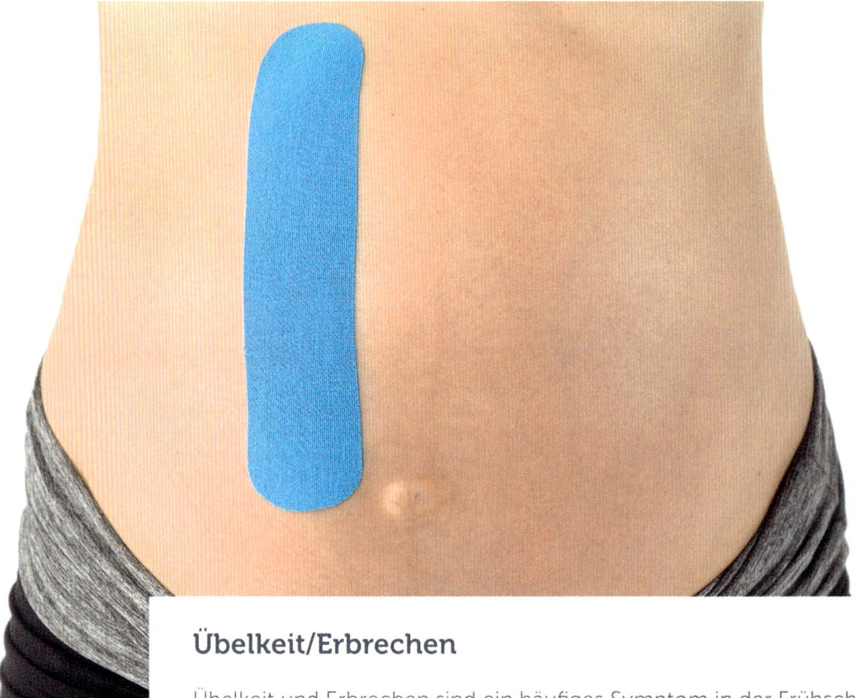

Übelkeit/Erbrechen

Übelkeit und Erbrechen sind ein häufiges Symptom in der Frühschwangerschaft. Das kann sehr belastend und auszehrend sein! Da eine Medikamenteneinnahme nur bedingt möglich und sinnvoll ist, wird über die Tapeanlage versucht, den Magenmeridian zu beeinflussen. Die Magenpunkte Ma 19 bis Ma 24 liegen am Oberbauch. Wird dieses Tape als unangenehm empfunden, so kann auch der Magenpunkt Ma 34 getapt werden (s. Bild 3), der sich oberhalb des Knies befindet.

Die Tapeanlage → So funktioniert's

1: **Stellen oder setzen Sie sich aufrecht hin. Der Anker des blauen I-Tapes wird auf Höhe des Bauchnabels, zwei Daumen breit neben der Rektusdiastase, auf der rechten Seite angelegt.**

2: **Der Zügel des I-Tapes wird mit leichtem Zug über den Bauch nach oben bis zu den Rippen aufgeklebt. Das Tapeende sollte ohne Zug auslaufen. Das Tape wird angerieben und fixiert.**

3: **Alternativ bzw. ergänzend kann der Magenpunkt Ma 34 stimuliert werden. Hierzu wird das Tape mit mittlerem Zug nach außen, etwa zwei Daumen breit oberhalb der Kniescheibe, angelegt. Das Tapeende sollte ohne Zug auslaufen. Das Tape wird angerieben und fixiert.**

Akupunkturpunkte

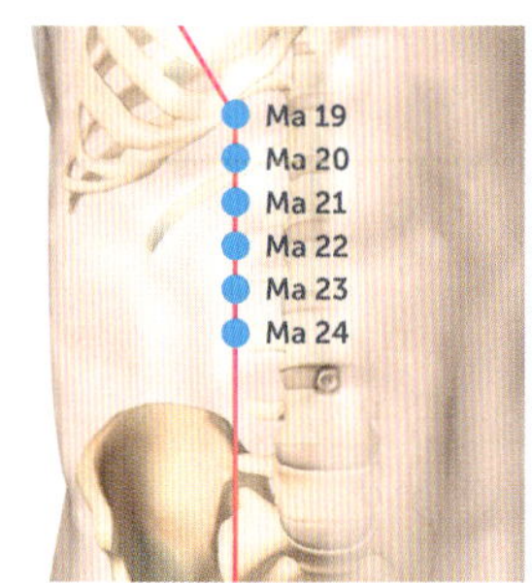

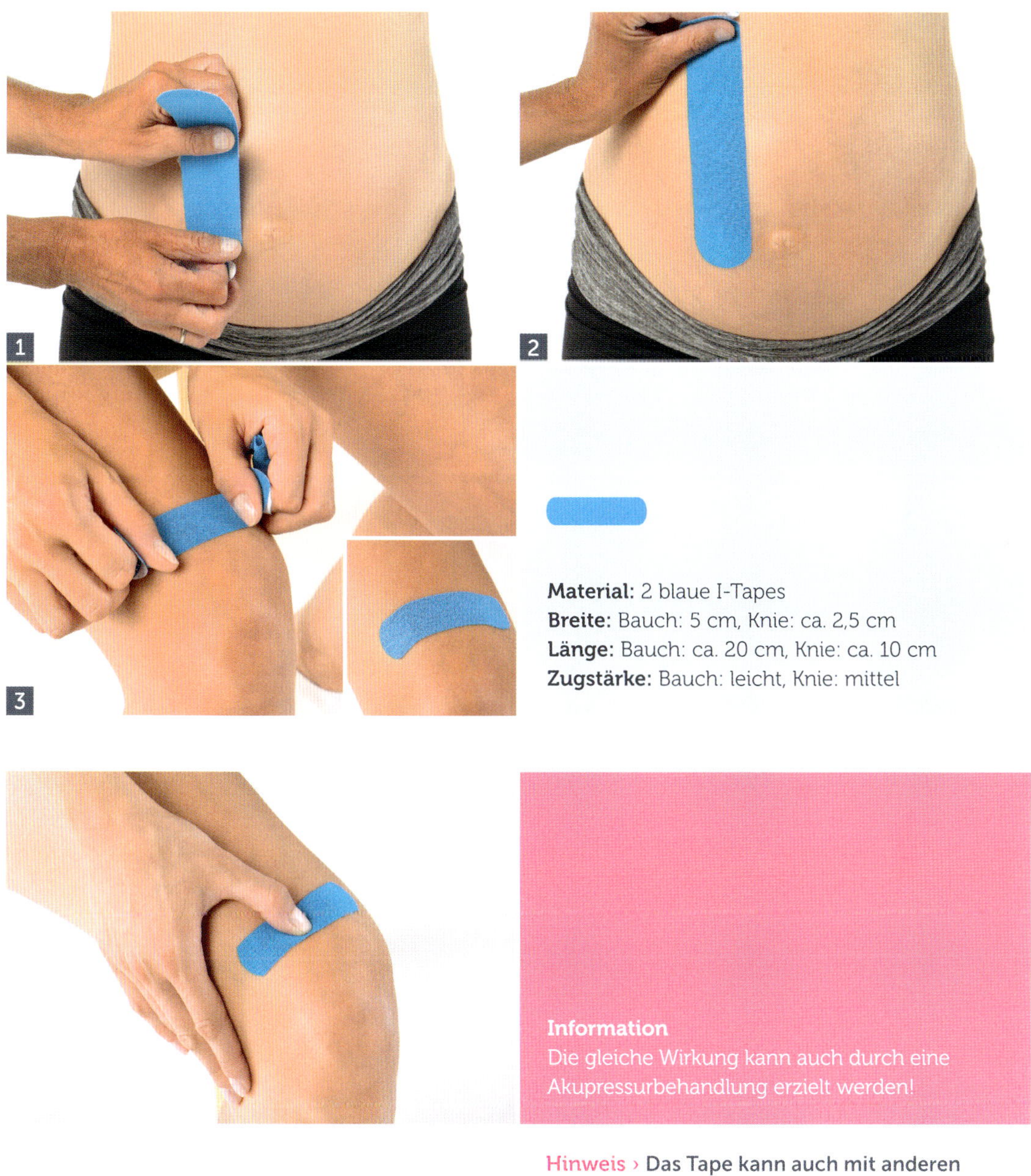

Material: 2 blaue I-Tapes
Breite: Bauch: 5 cm, Knie: ca. 2,5 cm
Länge: Bauch: ca. 20 cm, Knie: ca. 10 cm
Zugstärke: Bauch: leicht, Knie: mittel

Information
Die gleiche Wirkung kann auch durch eine Akupressurbehandlung erzielt werden!

Hinweis › **Das Tape kann auch mit anderen Therapiemaßnahmen kombiniert werden.**

Stabilisierung der Rektusdiastase

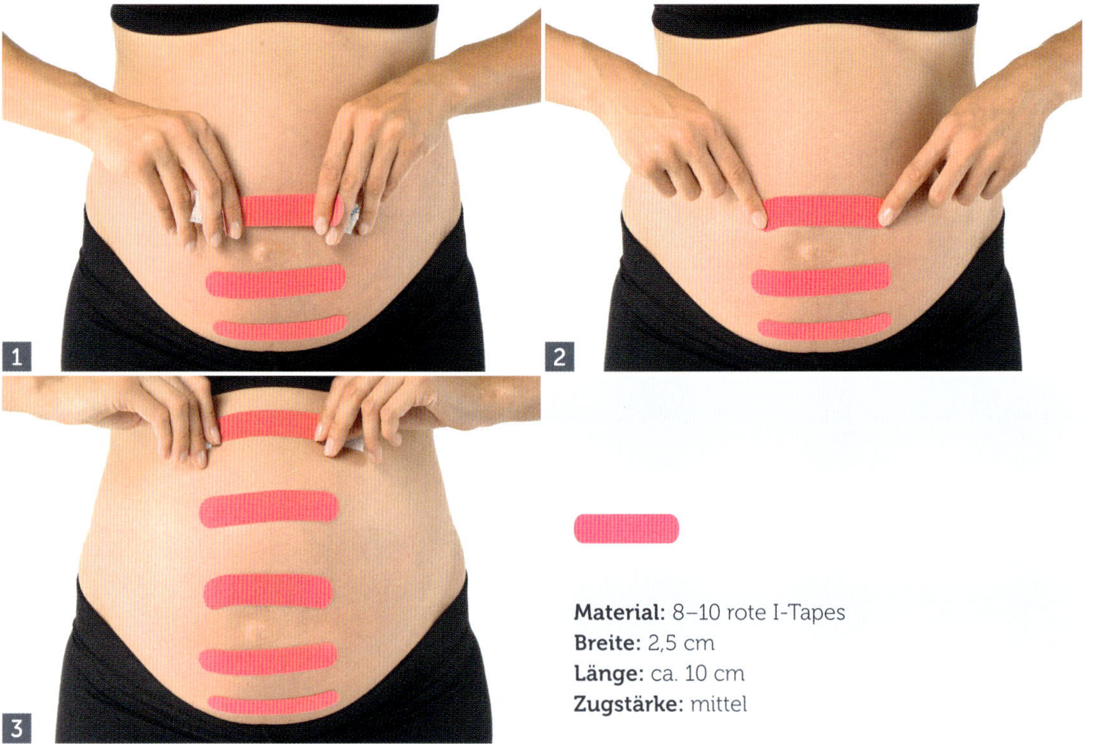

Material: 8–10 rote I-Tapes
Breite: 2,5 cm
Länge: ca. 10 cm
Zugstärke: mittel

Rektusdiastase

Die Rektusdiastase ist die bindegewebige Verbindung zwischen den beiden Muskelsträngen der geraden Bauchmuskulatur. Während der Schwangerschaft kann sich die Rektusdiastase weiten, da die Muskulatur und das Bindegewebe stark gedehnt werden. Wird dieser Abstand zu groß oder wird es als unangenehm empfunden, so kann die Diastase stabilisierend getapt werden.

Die Tapeanlage → So funktioniert's

1: Setzen oder stellen Sie sich aufrecht hin. Reißen Sie das Papier in der Mitte ein. Ziehen Sie das Tape mit mittlerem Zug auseinander und kleben Sie das Tape quer über die Rektusdiastase und die angrenzende gerade Bauchmuskulatur.

2: Lassen Sie die Tapeenden ohne Zug auslaufen.

3: Mit der gleichen Technik werden nun weitere horizontale I-Tapes, im Abstand von ca. 8 cm über die Rektusdiastase und Muskulatur angelegt. Das gesamte Tape wird angerieben und fixiert.

PRAXIS – Tapeanlagen bei Beschwerden an der Hüfte, im Bein- und Fußbereich

Seitlicher Hüftschmerz

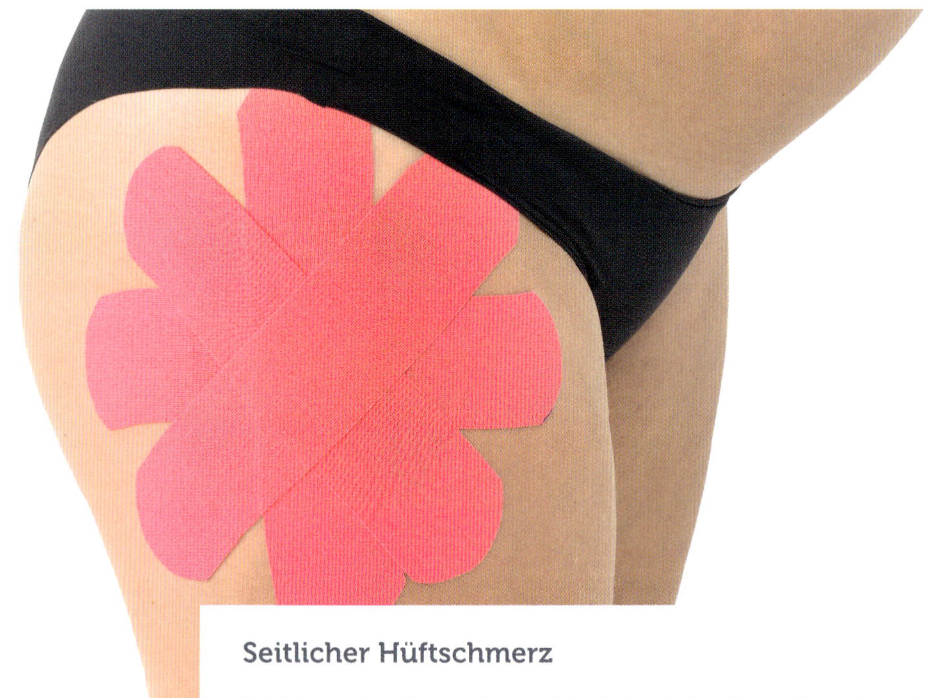

Seitlicher Hüftschmerz

Seitlich an der Hüfte befinden sich die Muskeln, die das Bein abspreizen bzw. das Becken stabilisieren, wenn man auf einem Bein steht (Standbeinphase beim Gehen, Joggen usw.). In der Schwangerschaft erhöht sich das Körpergewicht, das bei jedem Schritt getragen und stabilisiert werden muss, daher kann es, besonders in der Spätschwangerschaft, zu Muskel- oder Sehnenschmerzen in diesem Bereich kommen. Im Weiteren befindet sich hier ein Schleimbeutel, der ebenfalls gereizt sein könnte.

Die Tapeanlage → So funktioniert's

1: Stellen Sie sich aufrecht hin. Die Mitte des roten I-Tapes (Hälfte des Tapes) wird direkt über dem äußeren Hüftknochen unter starkem Zug nach beiden Seiten angelegt. Die Tapeenden sollten ohne Zug nach vorne und hinten aufgeklebt werden. Das gesamte Tape wird angerieben und fixiert.

2: Mit der gleichen Technik wird ein weiteres I-Tape im 90°-Winkel über dem äußeren Hüftknochen angebracht. Das gesamte Tape wird angerieben und fixiert.

3: Bei starken Schmerzen können noch ein drittes und viertes Tape mit gleicher Technik diagonal angelegt werden. Die Tapeenden sollten jeweils ohne Zug bleiben. Das gesamte Tape wird angerieben und fixiert.

Schmerzhafte Region

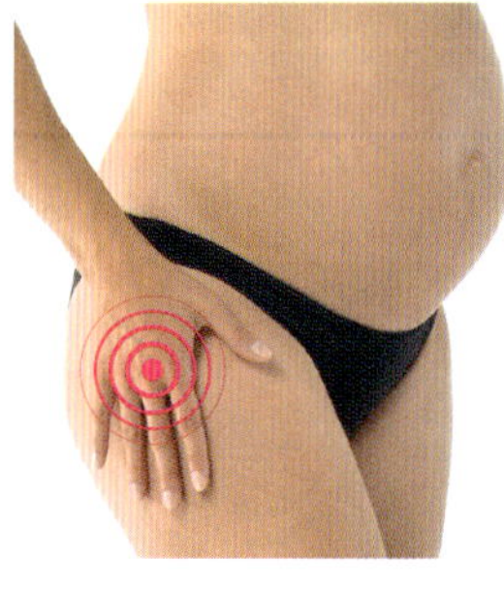

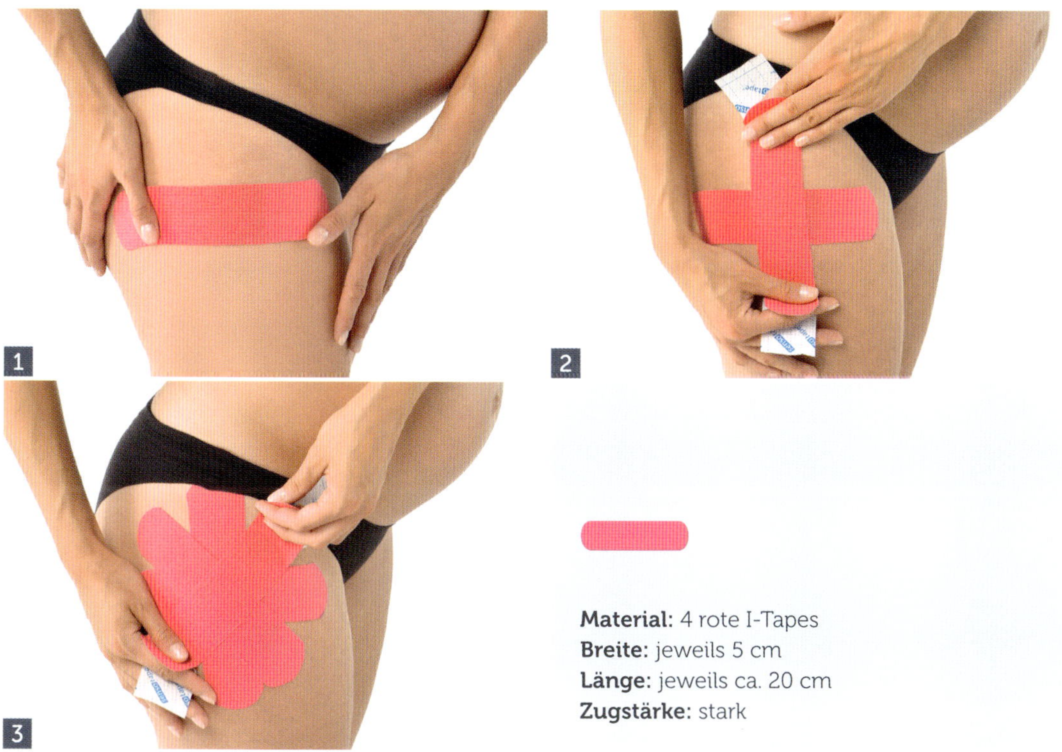

Material: 4 rote I-Tapes
Breite: jeweils 5 cm
Länge: jeweils ca. 20 cm
Zugstärke: stark

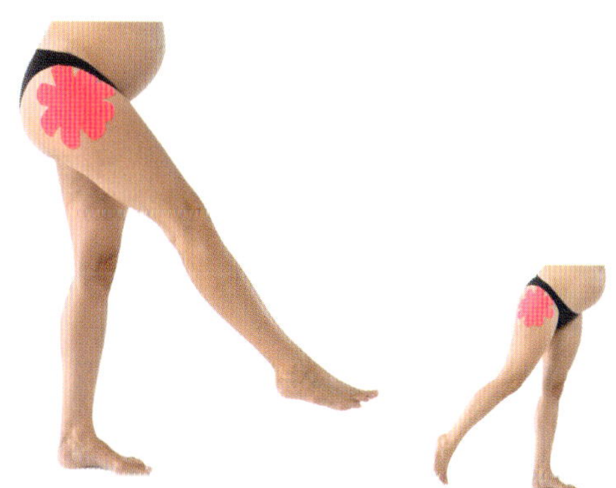

Aktive/vorbeugende Übung
Stellen Sie sich auf ein Bein und schwingen Sie das betroffene Bein im schmerzfreien Bereich nach vorne, hinten und zur Seite. Schwimmen hat auch einen positiven Effekt, da das Hüftgelenk viel bewegt wird und das Körpergewicht nicht auf dem Gelenk lastet.

Hinweis › **Eine deutliche Bewegungseinschränkung, besonders nach hinten und nach außen, deutet auf einen Knorpelschaden hin, der ärztlich untersucht werden sollte.**

Schmerzen, die nach längerem Liegen auf der Seite auftreten, deuten auf eine Schleimbeutelreizung hin. Dies sollte ärztlich abgeklärt werden.

Seitenbänder des Kniegelenks

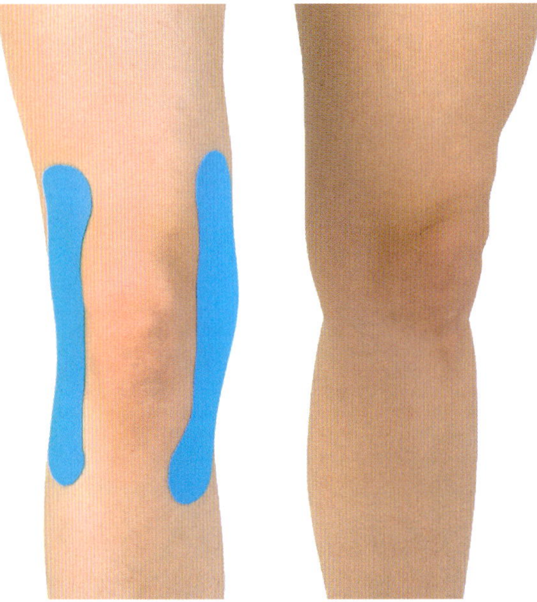

Seitenbänder des Kniegelenks

Während der Schwangerschaft erhöht sich das Körpergewicht und die Bänder werden aufgrund der hormonellen Umstellung etwas lockerer. Neigt man zu einer X-Beinstellung, so wird das Innenband des Knies stark belastet, was unter zunehmenden Gewicht zu Schmerzen führen kann. Im Weiteren können die Seitenbänder des Knies wie auch die Gelenkkapsel leicht verletzt werden, wenn seitlich eine Kraft auf das Knie einwirkt. Das können Kontakt- oder Ballsportarten sein, aber auch ein Stoß in einer Alltagssituation. Das Sitzen im Schneidersitz oder eine Krafteinwirkung von innen auf das Knie stresst das Außenband.

Die Tapeanlage → So funktioniert's

1: Strecken Sie das Knie. Kleben Sie die Mitte des I-Tapes unter starkem Zug nach beiden Seiten auf die Innenseite des Knies direkt auf das Innenband. Das Tape sollte ca. 2 Fingerbreit von der Kniescheibe entfernt sein.

2: Beugen Sie das Bein ca. 90° an. Die Tapeenden sollten nun ohne Zug nach oben und unten im Verlauf des Ober- und Unterschenkels angelegt werden. Das gesamte Tape wird angerieben und fixiert.

3: Ein zweites I-Tape wird ggf. mit der gleichen Technik an der Außenseite des Knies angebracht, ebenfalls ca. 2 Fingerbreit von der Kniescheibe entfernt. Der untere Anteil des Tapes sollte zum Wadenbeinköpfchen verlaufen. Mit gebeugtem Knie werden auch hier die Tapeenden ohne Zug aufgeklebt. Das gesamte Tape wird angerieben und fixiert.

Schmerzhafte Region

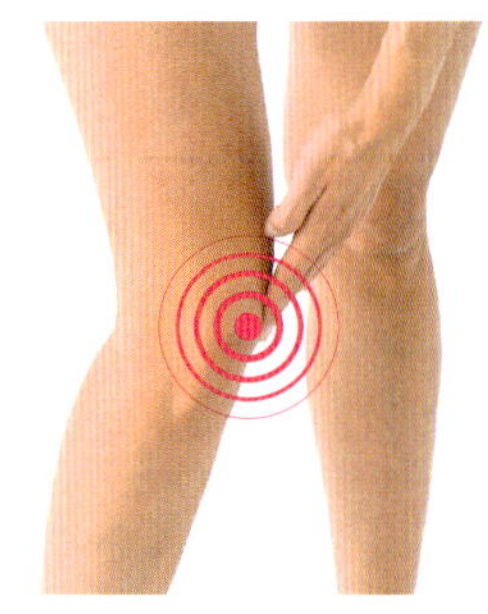

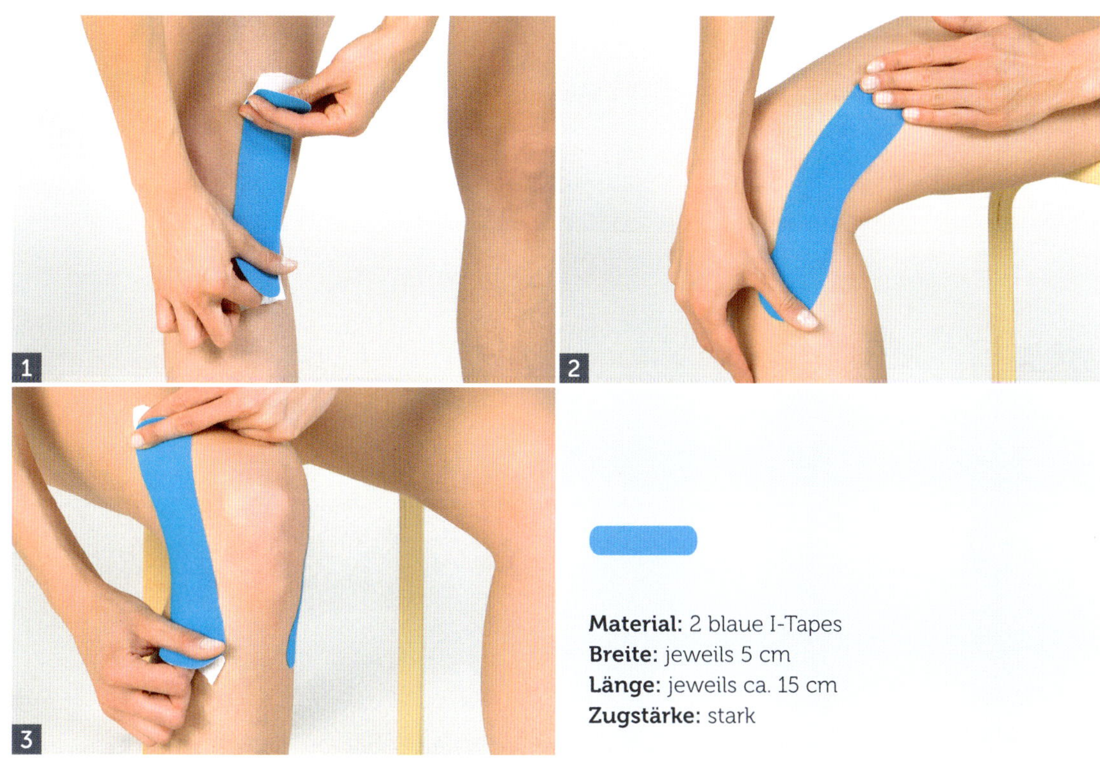

Material: 2 blaue I-Tapes
Breite: jeweils 5 cm
Länge: jeweils ca. 15 cm
Zugstärke: stark

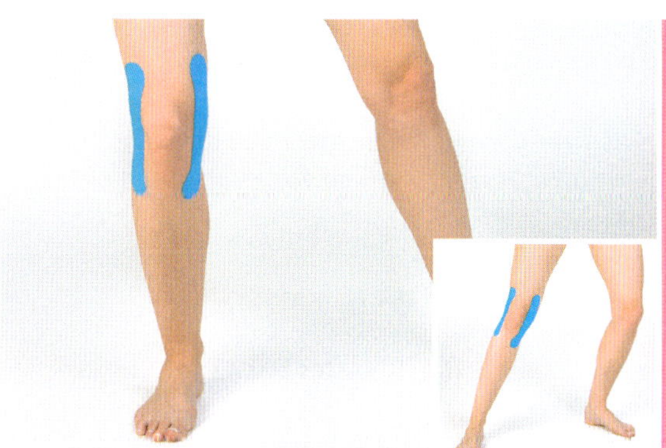

Aktive/vorbeugende Übung
Stellen Sie sich aufrecht hin und machen Sie eine leichte Kniebeuge. Verlagern Sie Ihr Gewicht wechselseitig auf das rechte und das linke Bein. Achten Sie darauf, dass Ihr Knie nicht nach innen oder außen fällt (X- oder O-Bein).

Hinweis › Verletzungen der Kniebänder sind oft schmerzhaft und langwierig. Weiterer Stress auf die betroffenen Strukturen sollte vermieden werden. Radfahren ist günstig, da das Knie viel bewegt wird, ohne dass das Körpergewicht voll auf das Knie einwirkt.

Schmerzen an der Kniescheibe

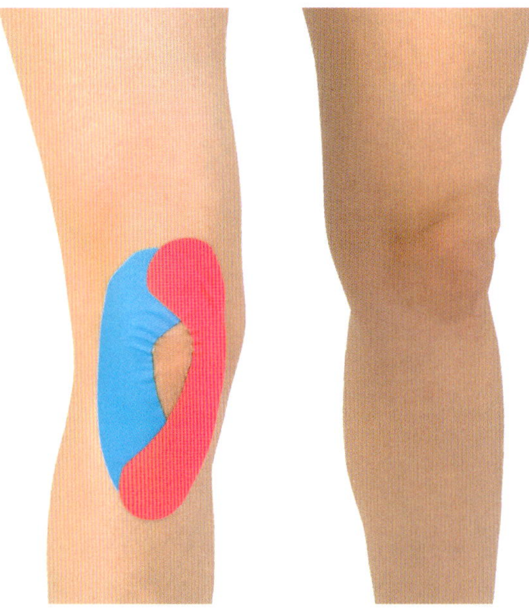

Schmerzen an der Kniescheibe

Haben Sie beim Laufen, Treppensteigen oder beim Sport Schmerzen seitlich oder hinter der Kniescheibe, so kann es daran liegen, dass sich die Kniescheibe nicht richtig im Gelenk über dem Oberschenkelknochen bewegt. Meistens jedoch liegt es in der Schwangerschaft daran, dass durch die Gewichtszunahme eine höhere Last auf das Knie wirkt, welches muskulär gehalten und stabilisiert werden muss. Diese Mehrbelastung kann leicht zu einer Reizung der Sehnen führen, die die Kniescheibe umgeben. Arbeiten in der Hocke oder auf den Knien führen zu einem hohen Druck auf die Kniescheibe und können ebenso zu Schmerzen führen.

Die Tapeanlage → So funktioniert's

1: Setzen Sie sich auf einen Stuhl und beugen Sie das Knie leicht an. Kleben Sie den Anker des blauen I-Tapes auf die Vorder- und Außenseite des Schienbeins.

2: Beugen Sie das Knie ca. 90° an. Kleben Sie den Zügel des blauen I-Tapes mit leichtem Zug über den Außenrand der Kniescheibe, sodass die Kniescheibe halb überlappt wird. Das Tape endet am oberen Rand der Kniescheibe. Das gesamte Tape wird angerieben und fixiert.

3: Das zweite rote I-Tape wird mit der gleichen Technik angelegt. Der Anker befindet sich an der Vorderseite des Schienbeins, der Zügel umrundet die Kniescheibe innen und endet, das blaue Tape überlappend, am oberen Rand der Kniescheibe. Das Tapeende sollte ohne Zug aufgeklebt werden. Das gesamte Tape wird angerieben und fixiert.

Schmerzhafte Region

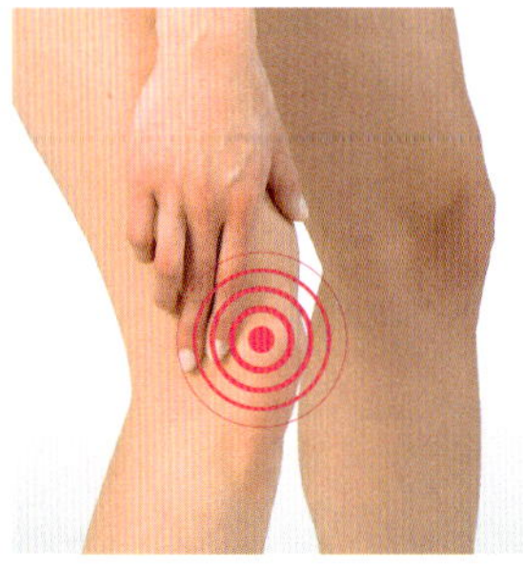

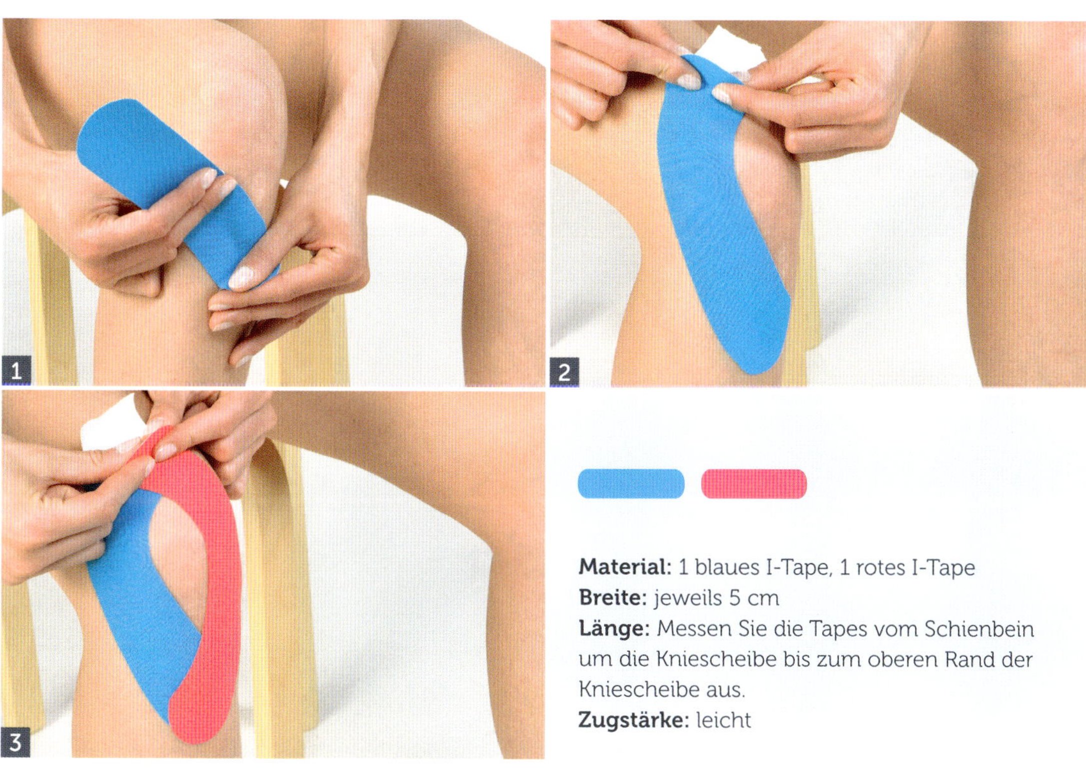

Material: 1 blaues I-Tape, 1 rotes I-Tape
Breite: jeweils 5 cm
Länge: Messen Sie die Tapes vom Schienbein um die Kniescheibe bis zum oberen Rand der Kniescheibe aus.
Zugstärke: leicht

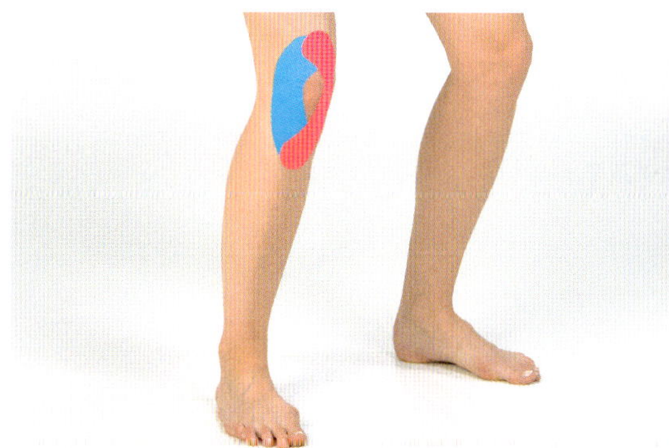

Aktive/vorbeugende Übung
Stellen Sie sich aufrecht hin. Machen Sie mehrere leichte, schmerzfreie Kniebeugen. Achten Sie darauf, dass Ihr Knie unter der Beugung nicht nach innen oder außen wandert.

Hinweis › **Radfahren und Schwimmen sind bei diesen Beschwerden günstig, da das Knie viel bewegt wird, aber das Körpergewicht nicht so stark einwirkt.**

Schmerzen an der Kniescheibensehne

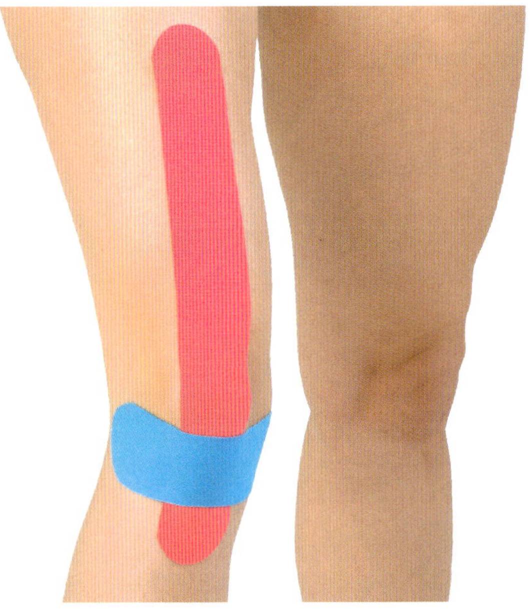

Schmerzen an der Kniescheibensehne

Schmerzen im Bereich der Kniescheibensehne haben häufig ihre Ursache in einer Überbelastung. Das kann durch die Gewichtszunahme während der Schwangerschaft oder nach hohen Belastungen des Knies wie bei Sprungtechniken im Sport auftreten. Arbeiten in tiefer Hocke oder auf den Knien bewirken eine hohe Zugbelastung auf die Sehne, was ebenso zu Schmerzen führen kann.

Die Tapeanlage → So funktioniert's

1: Setzen Sie sich auf einen Stuhl und beugen Sie das Knie leicht an. Kleben Sie den Anker des I-Tapes auf die Vorderseite des Schienbeins, direkt unterhalb der Kniescheibe.

2: Beugen Sie das Knie ca. 45° an. Kleben Sie den Zügel des Tapes mit starkem Zug über die Kniescheibensehne bis zur Kniescheibe. Beugen Sie das Knie maximal an. Kleben Sie den Zügel des Tapes nun mit leichtem Zug über die Kniescheibe und den Oberschenkel (kleines Bild). Das Tapeende sollte ohne Zug angelegt werden. Das gesamte Tape wird angerieben und fixiert.

3: Kleben Sie den mittleren Anteil des blauen I-Tapes mit starkem Zug nach beiden Seiten quer über die schmerzhafte Kniescheibensehne. Die Tapeenden sollten ohne Zug nach rechts und links angelegt werden. Das gesamte Tape wird angerieben und fixiert.

Schmerzhafte Region

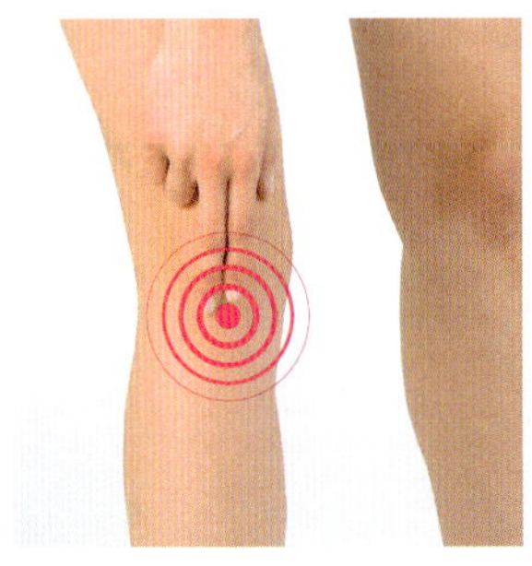

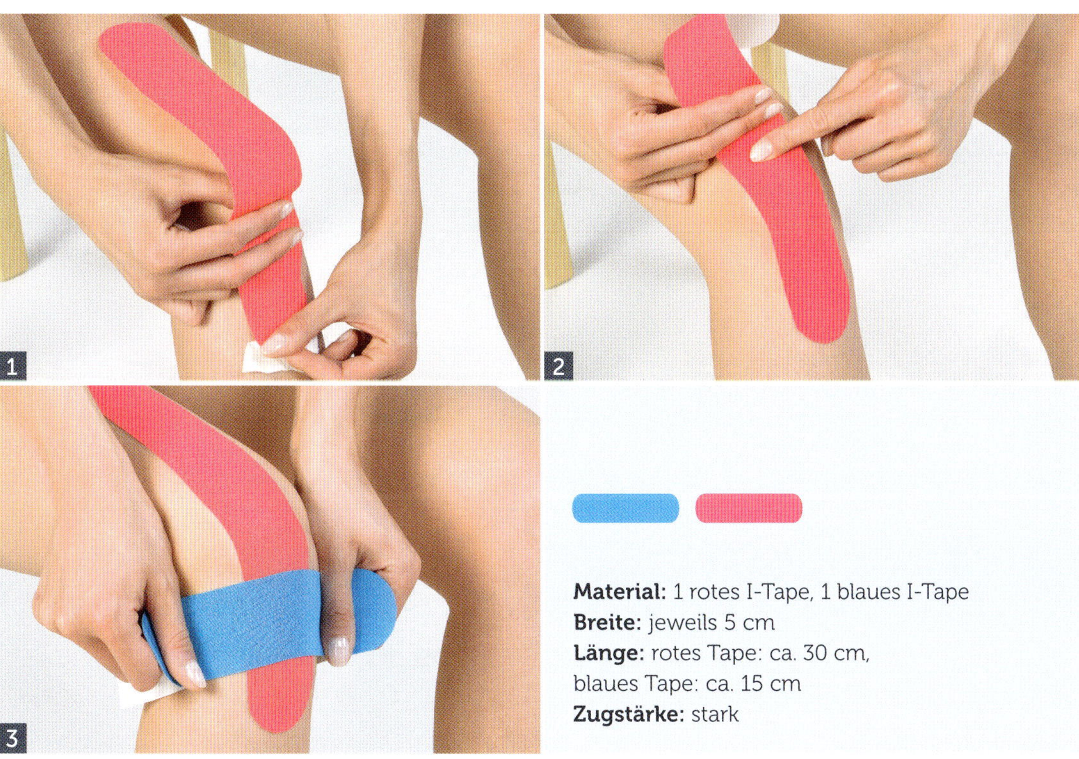

Material: 1 rotes I-Tape, 1 blaues I-Tape
Breite: jeweils 5 cm
Länge: rotes Tape: ca. 30 cm,
blaues Tape: ca. 15 cm
Zugstärke: stark

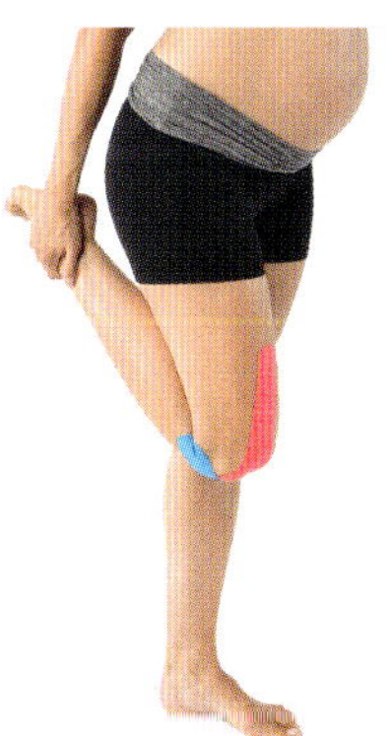

Aktive/vorbeugende Übung
Stellen Sie sich aufrecht hin. Um den Muskel und die Sehne an der Kniescheibe zu dehnen, beugen Sie das Knie weit an und halten den Fuß mit der Hand fest. Ziehen Sie den Fuß in Richtung Gesäß, dabei sollte die Hüfte gestreckt bleiben. Halten Sie diese Stellung mind. 5 Sekunden.

Hinweis › **Ist der Bereich um die Kniescheibensehne überwärmt, geschwollen und druckschmerzhaft, könnte auch eine Schleimbeutelentzündung vorliegen. Dann sollte ein Arzt aufgesucht werden.**

Waden- und Achillessehnenschmerz

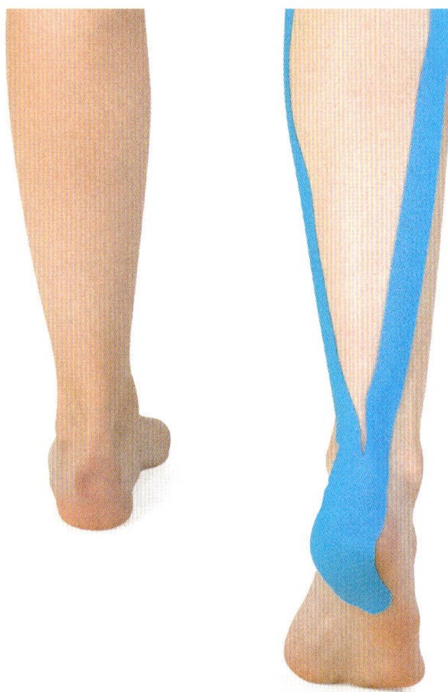

Waden- und Achillessehnenschmerz

Schmerzen im Bereich der Wade und der Achillessehne treten häufig auf. Beim Sport (Laufen, Springen, Tanzen, bei Ballsportarten usw.) wird der Vorderfuß in der Fortbewegung nach unten gedrückt. Die Wadenmuskulatur spannt sich an und die Kraft wird über die Achillessehne auf den Fuß übertragen. Aber auch eine Gewichtszunahme während der Schwangerschaft kann bei längeren Spaziergängen oder Treppengehen zu einer Überbelastung und Reizung der Muskulatur oder Sehne führen.

Die Tapeanlage → So funktioniert's

1: Setzen Sie sich auf einen Stuhl und legen Sie den betroffenen Fuß auf Ihren Oberschenkel. Ziehen Sie den Fuß leicht hoch. Kleben Sie den Anker des Y-Tapes unter den Fuß, leicht vor dem Fersenbein. Kleben Sie den langen Anker unter der Ferse her, bis Sie zur Achillessehne gelangen.

2: Stellen Sie sich hin, ziehen Sie den Fuß hoch und strecken Sie das Knie. Kleben Sie den inneren Zügel des Y-Tapes mit leichtem Zug innen über die Wadenmuskulatur bis zur Kniekehle. Lassen Sie das Tapeende ohne Zug auslaufen.

3: Mit gleicher Technik kleben Sie nun den äußeren Zügel auf die Außenseite der Wadenmuskulatur. Das gesamte Tape wird angerieben und fixiert.

Schmerzhafte Bewegung

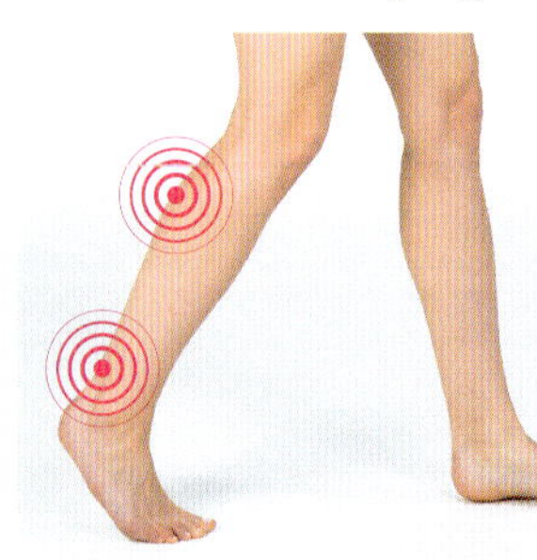

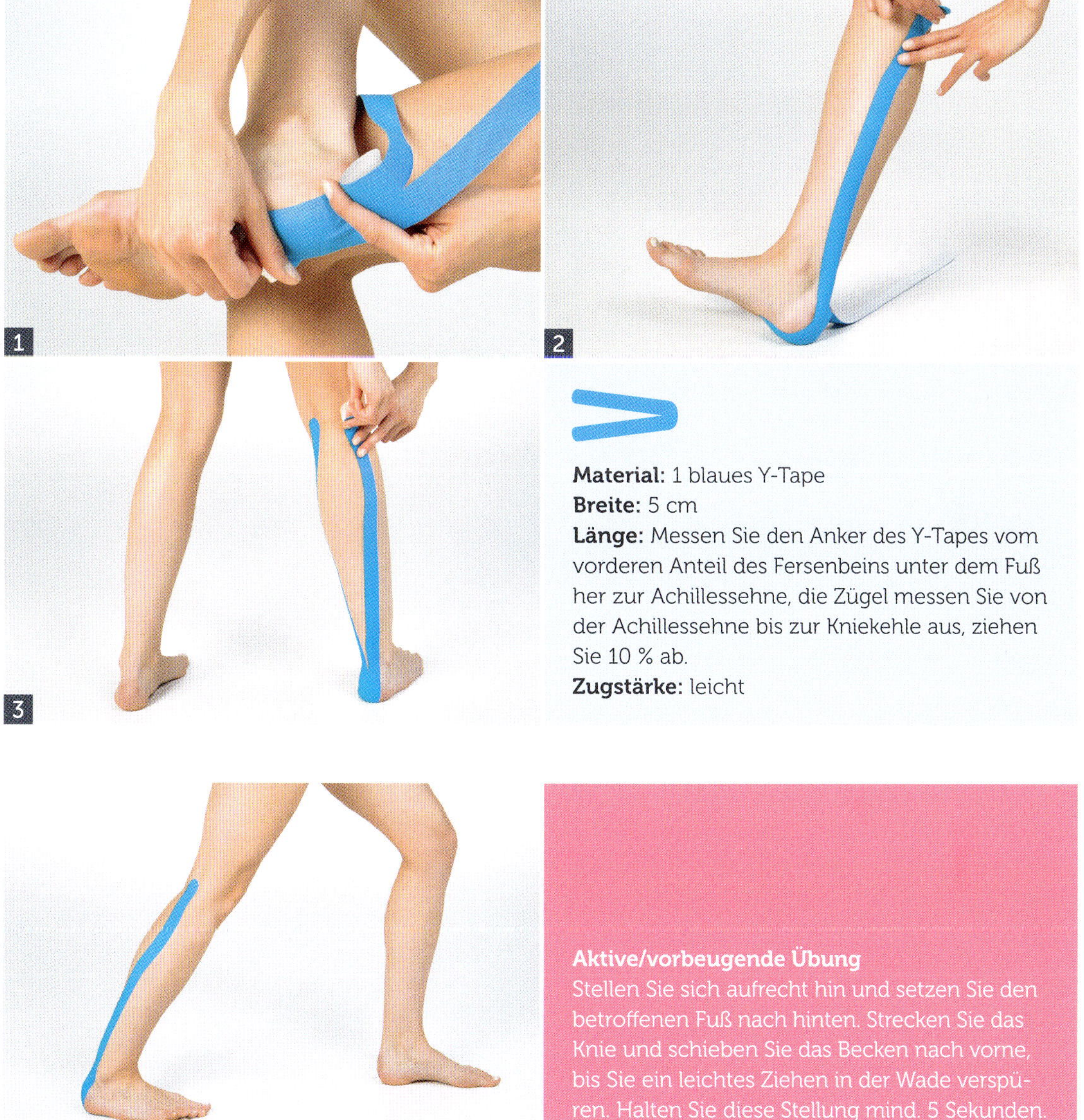

Material: 1 blaues Y-Tape
Breite: 5 cm
Länge: Messen Sie den Anker des Y-Tapes vom vorderen Anteil des Fersenbeins unter dem Fuß her zur Achillessehne, die Zügel messen Sie von der Achillessehne bis zur Kniekehle aus, ziehen Sie 10 % ab.
Zugstärke: leicht

Aktive/vorbeugende Übung
Stellen Sie sich aufrecht hin und setzen Sie den betroffenen Fuß nach hinten. Strecken Sie das Knie und schieben Sie das Becken nach vorne, bis Sie ein leichtes Ziehen in der Wade verspüren. Halten Sie diese Stellung mind. 5 Sekunden.

Hinweis › **Das Gehen in Schuhen mit hohen Absätzen fördert die Verkürzung der Wadenmuskulatur und sollte vermieden werden.**

Schmerzen im Sprunggelenk

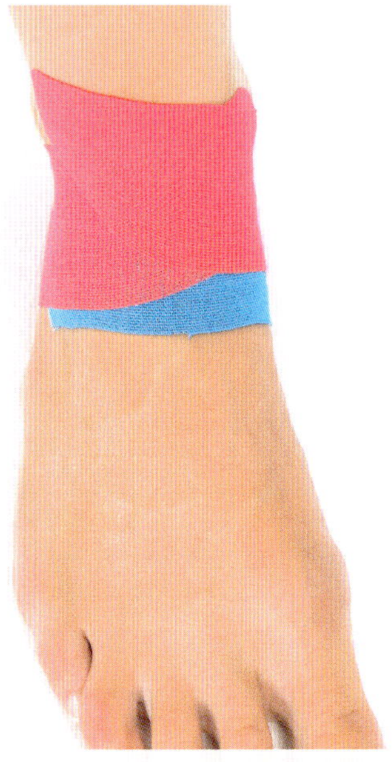

Schmerzen im Sprunggelenk

Schmerzen im Bereich des Sprunggelenks, gerade in der Schwangerschaft, entstehen häufig dadurch, dass es durch die hormonelle Umstellung zu einer Lockerung der Bänder und gerade in der Spätschwangerschaft zu einer deutlichen Gewichtszunahme kommt. Der Fuß trägt das gesamte Körpergewicht und muss, besonders beim Laufen auf unebenem Untergrund, permanent stabilisiert werden. Somit kann es zu einer Überbelastung des Gelenks mit diffusen Schmerzen im Sprunggelenk kommen. Die Gelenkkapsel und die umgebenden Bandstrukturen des Gelenks werden gereizt, sodass Fußbewegungen in alle Richtungen schmerzhaft sein können.

Die Tapeanlage → So funktioniert's

Schmerzhafte Region

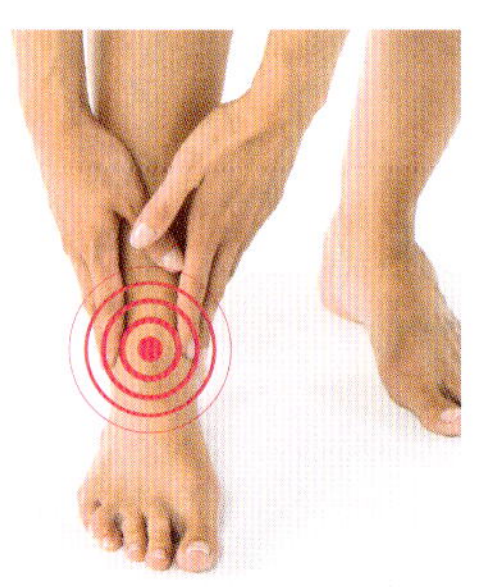

1: Setzen Sie sich auf einen Stuhl. Kleben Sie den mittleren Anteil des blauen I-Tapes unter starkem Zug nach beiden Seiten von vorne auf das Sprunggelenk. Die Tapeenden sollen ohne Zug nach innen und außen zu den Knöcheln auslaufen. Das Tape wird angerieben und fixiert.

2: Kleben Sie die Mitte des zweiten Tapes unter starkem Zug nach beiden Seiten unter die Ferse (kleines Foto), der äußere Zügel wird mit starkem Zug um die Außenseite der Ferse, diagonal über das Sprunggelenk, zur Innenseite des Unterschenkels gezogen. Das Tapeende läuft ohne Zug aus.

3: Der innere Zügel wird mit starkem Zug um die Innenseite der Ferse, dann diagonal über das Sprunggelenk zur Außenseite des Unterschenkels gezogen. Das Tapeende läuft ohne Zug aus. Das gesamte Tape wird angerieben und fixiert.

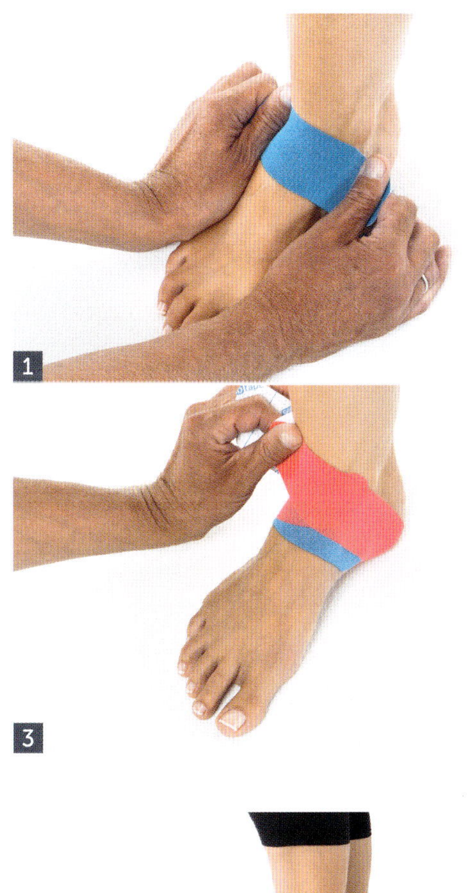

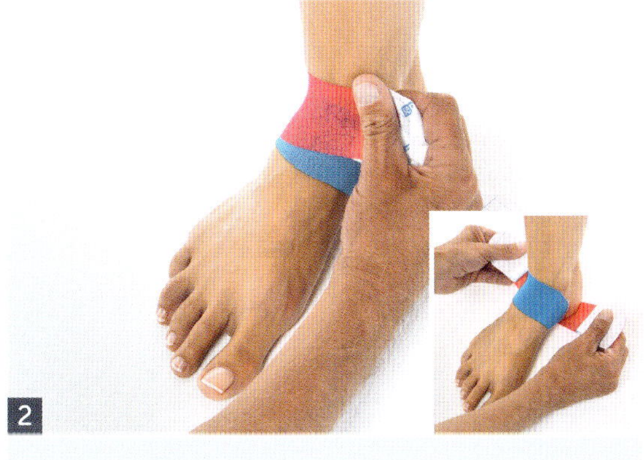

Material: 1 blaues I-Tape, 1 rotes I-Tape
Breite: jeweils 5 cm
Länge: blaues Tape: ca. 10 cm, rotes Tape ca. 30 cm
Zugstärke: stark

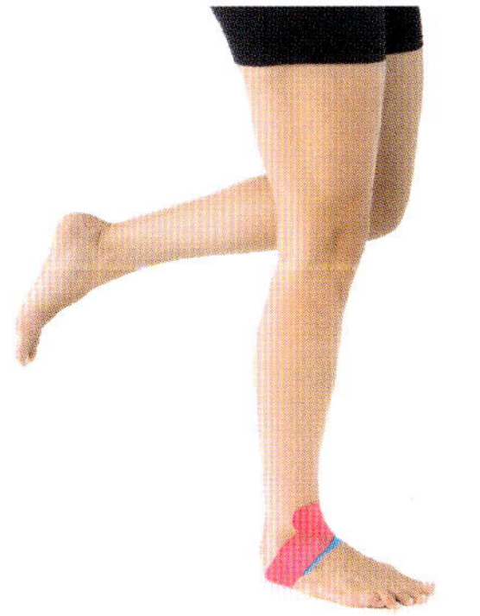

Aktive/vorbeugende Übung
Stellen Sie sich auf ein Bein und balancieren Sie sich aus. Nun beugen Sie das Bein leicht an. Mit dem anderen Bein schwingen Sie nach vorne und hinten. Stabilisieren Sie Ihr Sprunggelenk.

Hinweis › **Das Tragen von Schuhen mit hohen Absätzen verändert die Statik des Beins deutlich und belastet das Sprunggelenk, den Fuß und die Zehen. Bei Beschwerden in diesem Bereich sollte daher darauf verzichtet werden.**

Umknicken

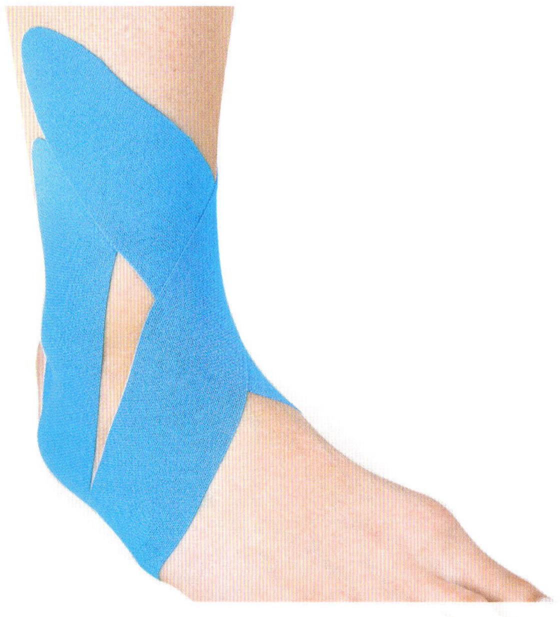

Umknicken

Beim Umknicken kommt es zu einer Überdehnung der äußeren Kapsel- und Bandstrukturen des Sprunggelenks. Wer schon vor der Schwangerschaft zum Umknicken neigte, ist nun noch gefährdeter, da die Bandstrukturen aufgrund der hormonellen Umstellung lockerer werden. Das Umknicken sollte man ernst nehmen (und entsprechende Ausgleichsbewegungen machen), da es sonst immer wieder zu Verletzungen der Bänder und der Gelenkkapsel kommen kann und das Sprunggelenk mit jedem neuen Umknicken instabiler wird.

Die Tapeanlage → So funktioniert's

1: Stellen Sie den Fuß flächig auf den Boden. Heben Sie die Ferse leicht ab. Kleben Sie die Mitte des blauen I-Tapes direkt unter die Ferse. Kleben Sie den äußeren Zügel mit starkem Zug über den Außenknöchel nach oben zum Unterschenkel. Der innere Zügel wird mit leichtem Zug über den Innenknöchel nach oben angelegt (kleines Foto). Lassen Sie die Tapeenden ohne Zug auslaufen.

2: Halten Sie die Fußstellung bei. Kleben Sie den Anker des I-Tapes oberhalb des Außenknöchels auf den Unterschenkel. Das Tape sollte zur Fußinnenseite hin ausgerichtet sein.

3: Ziehen Sie den Fuß hoch. Kleben Sie den Zügel des I-Tapes mit starkem Zug von innen um den Fuß, unter dem Fuß her und um die Fußaußenseite, dann diagonal über das Sprunggelenk zum inneren Unterschenkel (kleines Foto). Dieses Tape sollte das erste Tape unter dem Fuß leicht überlappen. Das Tapeende sollte ohne Zug angelegt werden. Das gesamte Tape wird angerieben und fixiert.

Anatomische Struktur

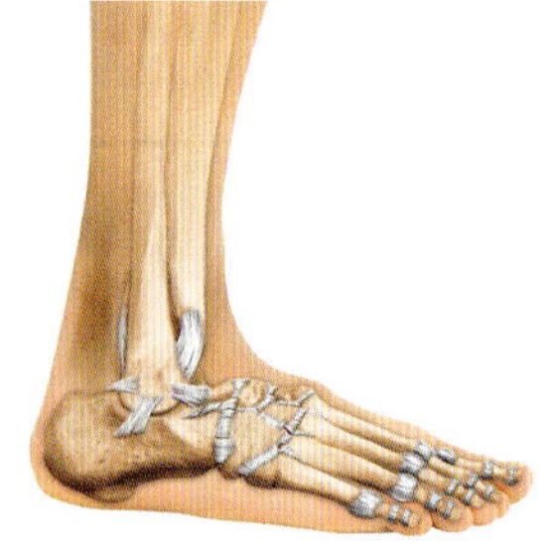

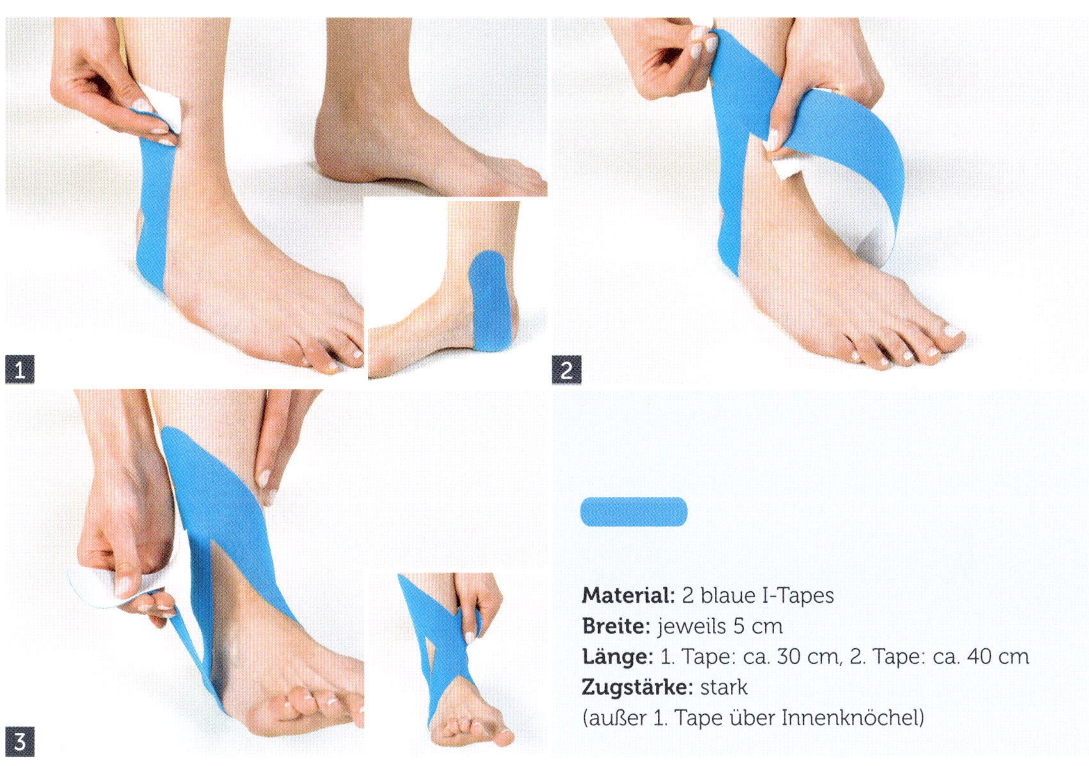

Material: 2 blaue I-Tapes
Breite: jeweils 5 cm
Länge: 1. Tape: ca. 30 cm, 2. Tape: ca. 40 cm
Zugstärke: stark
(außer 1. Tape über Innenknöchel)

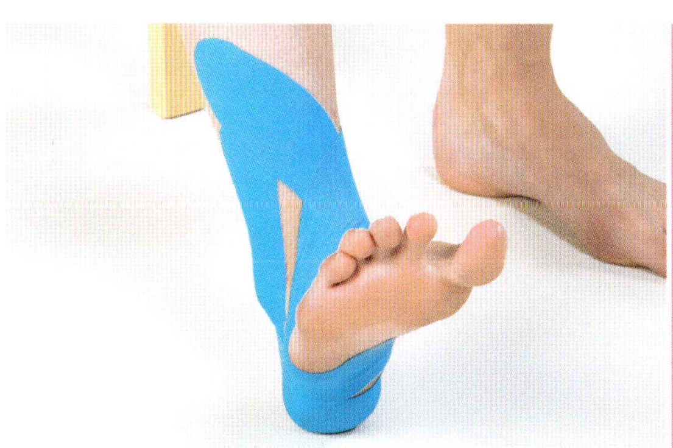

Aktive/vorbeugende Übung

Setzen Sie sich auf einen Stuhl und setzen Sie den Fuß nach vorne ab. Ziehen Sie den Fuß kräftig nach oben und außen. Die Bänder werden geschützt und die Muskulatur gekräftigt. Wiederholen Sie mehrfach diese Bewegung.

Hinweis › **Knicken Sie beim Laufen oder Gehen häufiger um, kann das auch an einer Innendrehung der Hüfte liegen. Lassen Sie Ihren Laufstil bzw. Gang überprüfen!**

Unterstützung des Fußgewölbes

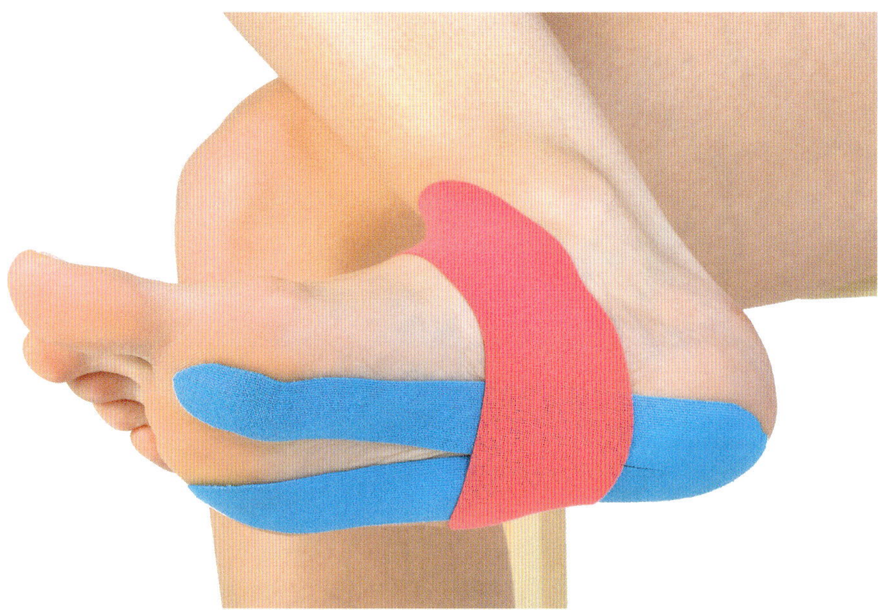

Unterstützung des Fußgewölbes

Senk- und Spreizfüße treten leider immer häufiger auch bei jüngeren Menschen auf. Das Laufen in Schuhen mit zu harten Sohlen (fehlende Fußdynamik), Muskelungleichgewichte, Bewegungsarmut oder Übergewicht sind nur einige Beispiele, die zum Absinken der Längs- und Querwölbungen der Füße führen können. Die Gewichtszunahme in der Schwangerschaft und die allgemeine Lockerung der Bänder fördern diesen Umstand leider. Das Absinken der Fußwölbungen führt dann zu einer Überdehnung der Bänder und Überbelastung der Muskulatur, die weiterhin versucht, die Füße aktiv zu stabilisieren.

Die Tapeanlage → So funktioniert's

1: Setzen Sie sich auf einen Stuhl und legen Sie den betroffenen Fuß auf Ihren Oberschenkel. Kleben Sie den Anker des Y-Tapes von unten auf das Fersenbein. Richten Sie das Tape zu den Zehen hin aus.

2: Ziehen Sie die Zehe hoch und kleben Sie den inneren Zügel des Tapes mit starkem Zug über die Innenseite der Fußsohle zum Großzehballen hin. Kleben Sie nun den äußeren Zügel des Tapes mit starkem Zug über die Außenseite der Fußsohle zum Kleinzehballen hin. Lassen Sie die Tapeenden ohne Zug auslaufen. Das gesamte Tape wird angerieben und fixiert.

3: Halten Sie die Fußstellung und kleben Sie den Anker des roten I-Tapes vor das Fersenbein auf die Fußaußenseite. Der Zügel wird mit starkem Zug bis zum höchsten Punkt der Fußwölbung angelegt und läuft dann zum Sprunggelenk hin aus (kleines Foto). Das gesamte Tape wird angerieben und fixiert.

Schmerzhafte Region

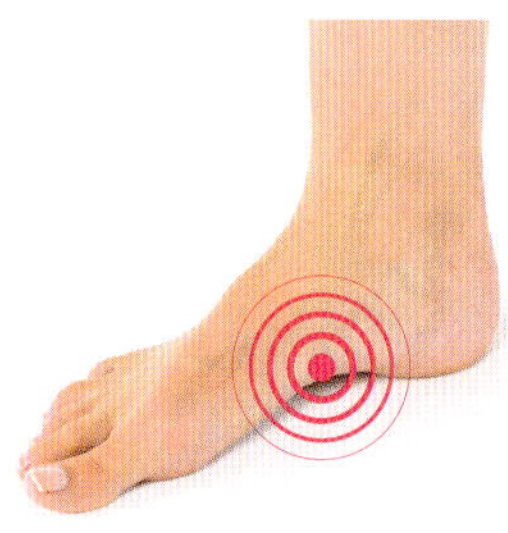

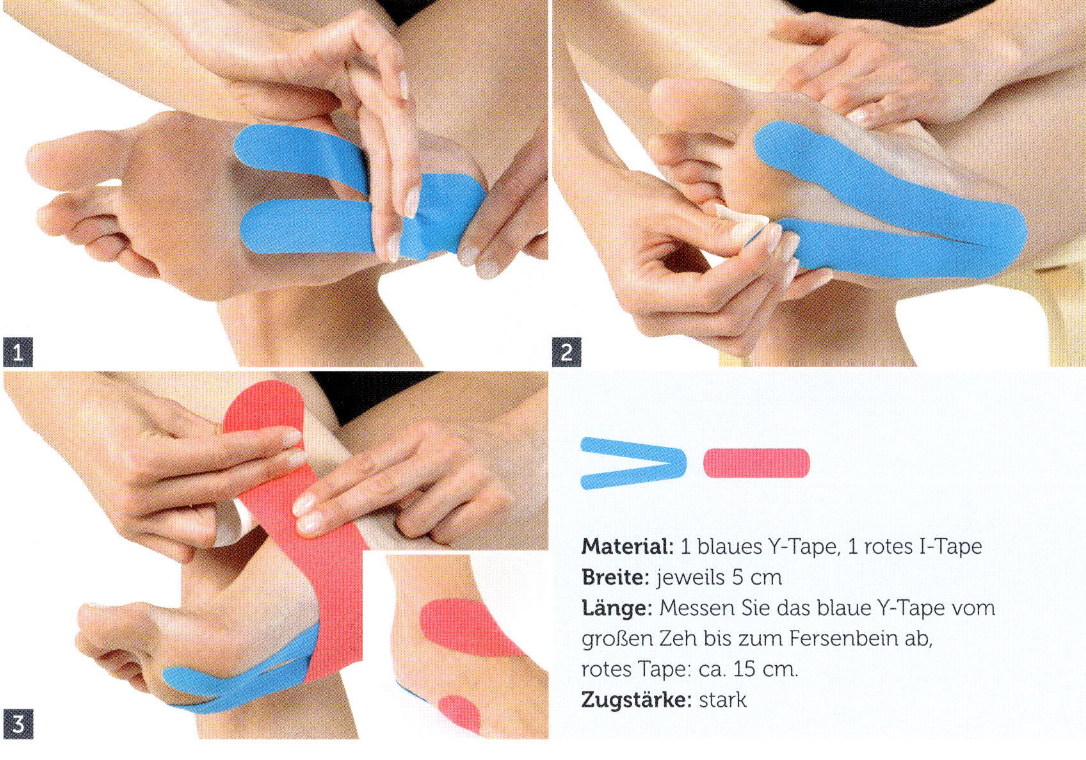

Material: 1 blaues Y-Tape, 1 rotes I-Tape
Breite: jeweils 5 cm
Länge: Messen Sie das blaue Y-Tape vom großen Zeh bis zum Fersenbein ab, rotes Tape: ca. 15 cm.
Zugstärke: stark

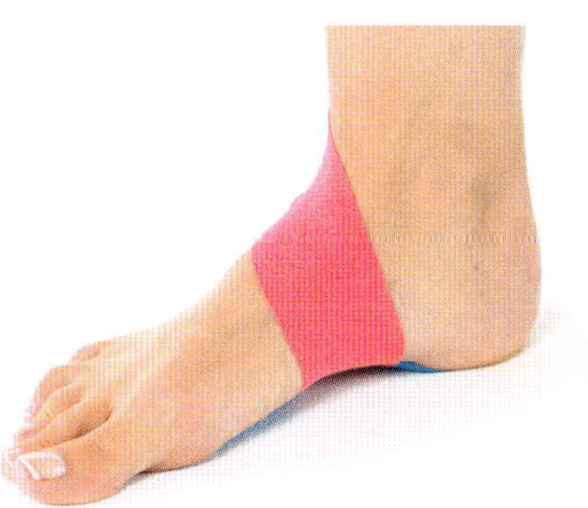

Aktive/vorbeugende Übung
Stellen Sie den Fuß ganz plan auf den Fußboden, sodass Sie eine gleichmäßige Belastung auf dem Großzehballen, Kleinzehballen und der Ferse haben. Geben Sie Gewicht auf den Fuß und aktivieren Sie Ihre Fußmuskulatur, versuchen Sie sich mit dem Fuß am Boden »festzusaugen«.

Hinweis › **Einlagen können die Fußform mechanisch korrigieren und unterstützen. Die Aktivierung der Fußmuskulatur ist aber sehr wichtig, um ein gutes Langzeitergebnis zu erzielen.**

Schwellung am Oberschenkel

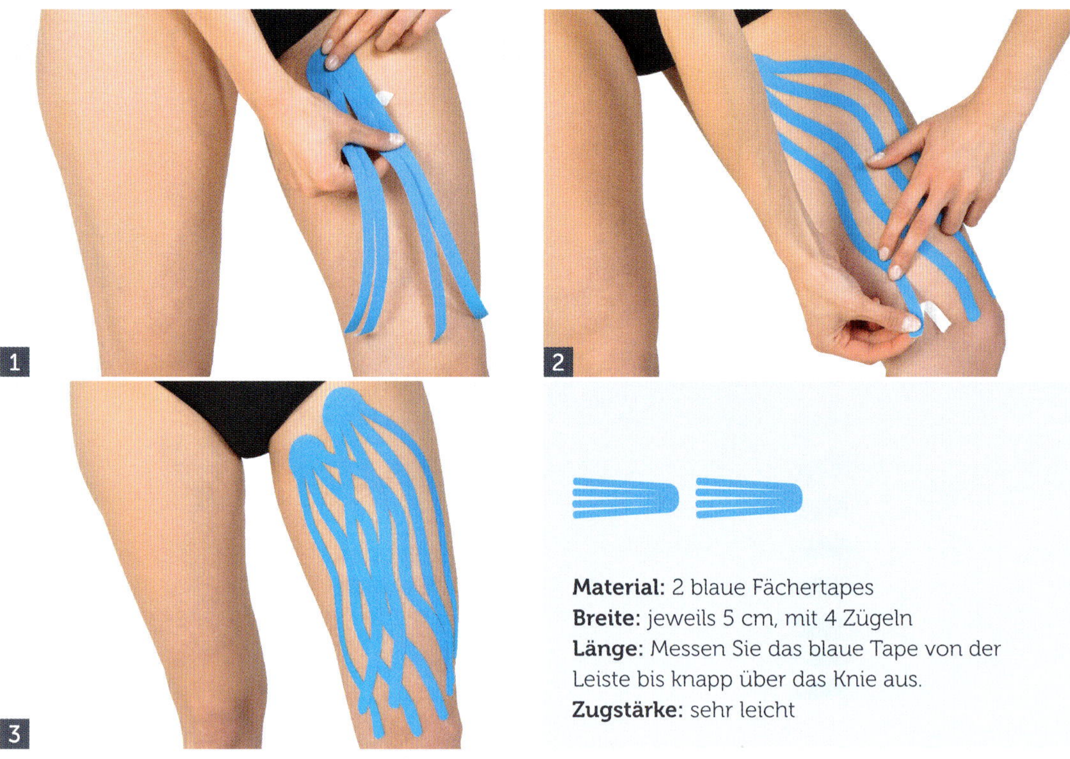

Material: 2 blaue Fächertapes
Breite: jeweils 5 cm, mit 4 Zügeln
Länge: Messen Sie das blaue Tape von der Leiste bis knapp über das Knie aus.
Zugstärke: sehr leicht

Schwellung am Oberschenkel

Während der Schwangerschaft kann es zu »Wassereinlagerungen« im Oberschenkel, Unterschenkel oder des gesamten Beins kommen. Aber auch blaue Flecke (Hämatome) nach Verletzungen im Sport oder Haushalt (Pferdekuss, Prellung usw.) können mit der Tapeanlage behandelt werden.

Bei einer Schwellung/Hämatom wird die vorhandene Flüssigkeit im Gewebe nicht schnell genug abtransportiert. Durch das Tape wird das Lymphsystem unterstützt, sodass die Flüssigkeit schneller abtransportiert und vom Körper wieder aufgenommen wird. Lymphdrainage oder leichte Kompressionsstrümpfe können, neben diesem Tape, Abhilfe schaffen.

Die Tapeanlage → So funktioniert's

1: **Stelle Sie sich hin und strecken Sie die Hüfte. Kleben Sie den Anker des Fächertapes etwas unterhalb des Leistenbandes innen auf die Vorderseite des Oberschenkels.**

2: **Kleben Sie die 4 Zügel des Tapes in gleichmäßigen Abständen unter sehr leichtem Zug in Wellenform auf das geschwollene Areal des Oberschenkels. Die Tapeenden sollen ohne Zug auslaufen. Das gesamte Tape wird angerieben und fixiert.**

3: **Kleben Sie den Anker des zweiten Tapes leicht unterhalb des Leistenbandes etwas weiter außen auf den Oberschenkel. Die Tapezügel laufen ebenfalls in Wellenform über das geschwollene Areal in Richtung Knie. Die Tapeenden sollen ohne Zug auslaufen. Das gesamte Tape wird angerieben und fixiert.**

Geschwollenes Knie

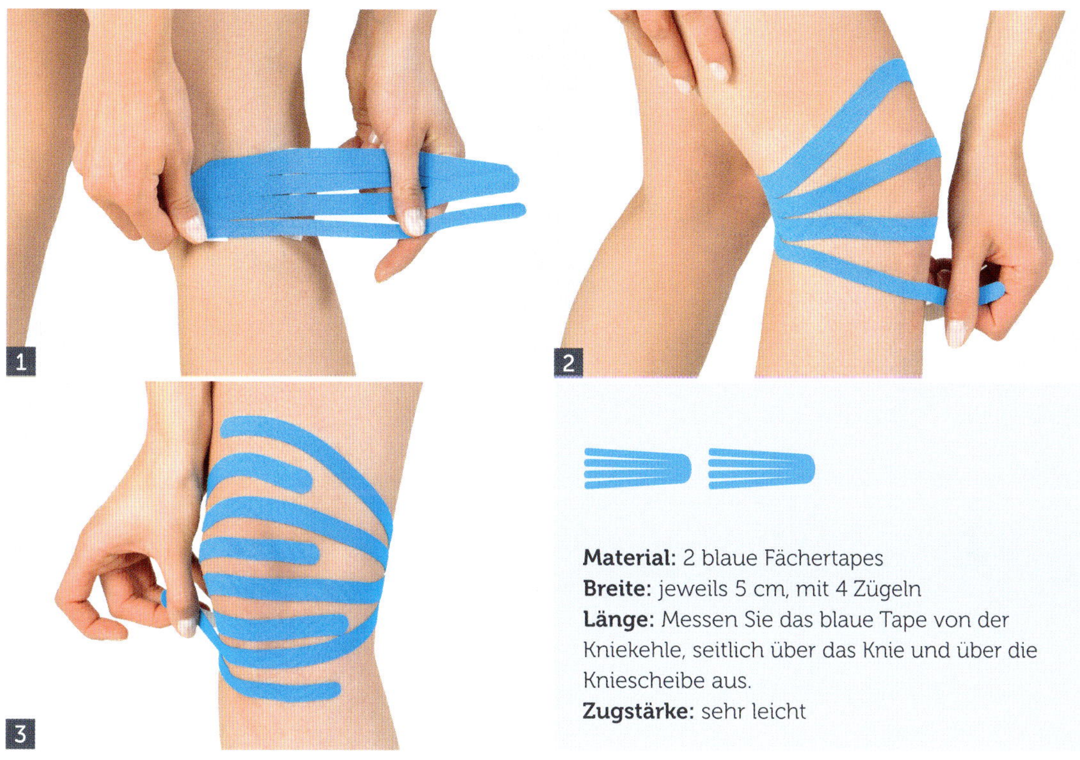

Material: 2 blaue Fächertapes
Breite: jeweils 5 cm, mit 4 Zügeln
Länge: Messen Sie das blaue Tape von der Kniekehle, seitlich über das Knie und über die Kniescheibe aus.
Zugstärke: sehr leicht

Geschwollenes Knie

Schwellungen im Bereich des Knies treten nach Überbelastungen, meistens durch Sport oder in der Freizeit (Bergwandern), auf. Das Knie bildet mehr Flüssigkeit, um den Knorpel bestmöglich zu ernähren. Aber auch bei Band- oder Meniskusverletzungen kann es zu einer Schwellung im Gelenk kommen. Diese Raumforderung kann sehr schmerzhaft sein und behindert erheblich die Beweglichkeit des Knies. Die Gewichtszunahme in der Schwangerschaft und die allgemeine Lockerung der Bänder fördern diesen Umstand leider.

Die Tapeanlage → So funktioniert's

1: **Strecken Sie das Knie. Kleben Sie den Anker des Fächertapes auf die Innenseite der Kniekehle.**

2: **Kleben Sie die 4 Zügel des Tapes in gleichmäßigen Abständen unter sehr leichtem Zug über die Innenseite des Knies nach vorne und dann weiter auf das geschwollene Areal des Knies. Die Tapeenden sollen ohne Zug auslaufen. Das gesamte Tape wird angerieben und fixiert.**

3: **Kleben Sie ein zweites Tape mit gleicher Technik. Der Anker wird auf der Außenseite der Kniekehle angelegt. Die Tapezügel laufen über die Außenseite des Knies und weiter über das geschwollene Knie. Die Tapeenden sollen ohne Zug auslaufen. Das gesamte Tape wird angerieben und fixiert.**

Schwellung am Unterschenkel

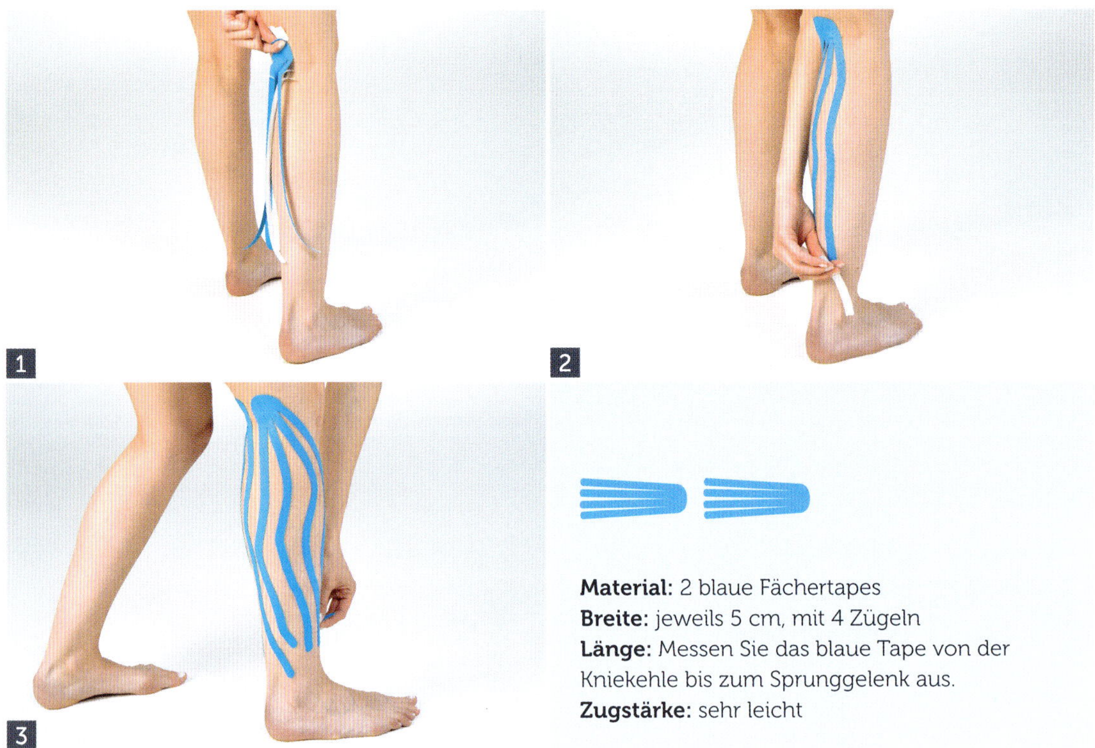

Material: 2 blaue Fächertapes
Breite: jeweils 5 cm, mit 4 Zügeln
Länge: Messen Sie das blaue Tape von der Kniekehle bis zum Sprunggelenk aus.
Zugstärke: sehr leicht

Schwellung am Unterschenkel

Während der Schwangerschaft kann es zu »Wassereinlagerungen« im Unterschenkel oder des gesamten Beins kommen. Manchmal führt auch eine mangelnde Dynamik dazu, dass über die Muskelpumpe der Wade die vorhandene Schwellung nicht ausreichend »weggepumpt« wird. Bei einer Schwellung wird die vorhandene Flüssigkeit im Gewebe nicht schnell genug abtransportiert. Durch das Tape wird das Lymphsystem unterstützt, sodass die Flüssigkeit schneller abtransportiert und vom Körper wieder aufgenommen wird. Auch Lymphdrainage oder leichte Kompressionsstrümpfe können, neben diesem Tape, Abhilfe schaffen.

Hinweis › **Lassen Sie sich dieses Tape ggf. von Ihrem Partner oder Ihrer Hebamme anlegen.**

Die Tapeanlage → So funktioniert's

1: Strecken Sie das Knie. Kleben Sie den Anker des Fächertapes auf die Innenseite der Kniekehle.

2: Kleben Sie die 4 Zügel des Tapes in gleichmäßigen Abständen unter sehr leichtem Zug in Wellenform auf das geschwollene Areal des Unterschenkels. Die Tapeenden sollen ohne Zug auslaufen. Das gesamte Tape wird angerieben und fixiert.

3: Kleben Sie ein zweites Tape mit gleicher Technik auf. Der Anker wird auf die Außenseite der Kniekehle angelegt. Die Tapezügel laufen ebenfalls in Wellenform über das geschwollene Areal seitlich oder vorne am Unterschenkel. Die Tapeenden sollen ohne Zug auslaufen. Das gesamte Tape wird angerieben und fixiert.

PRAXIS – Tapeanlagen nach der Entbindung

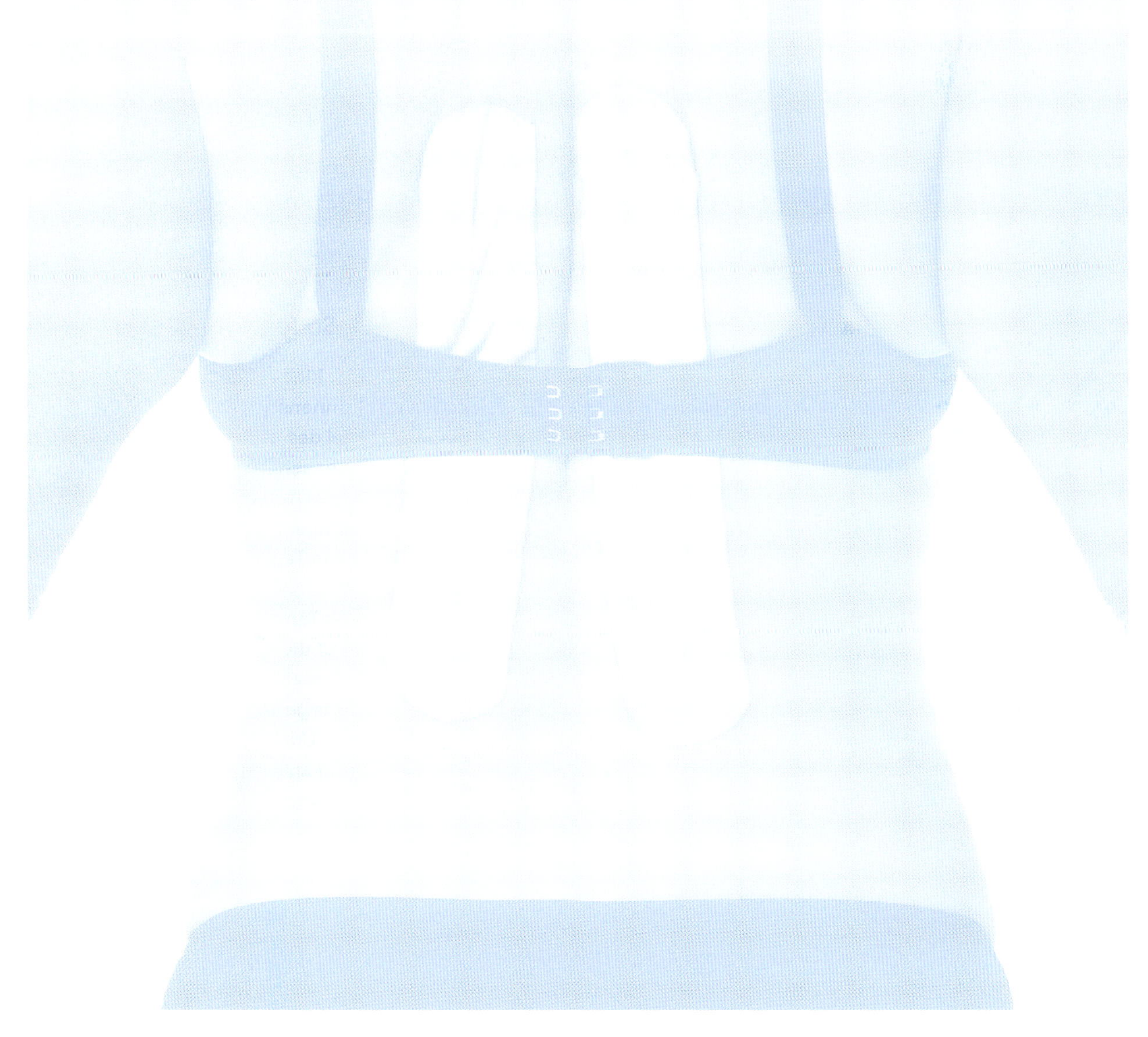

Innere Oberschenkelmuskulatur/Adduktoren

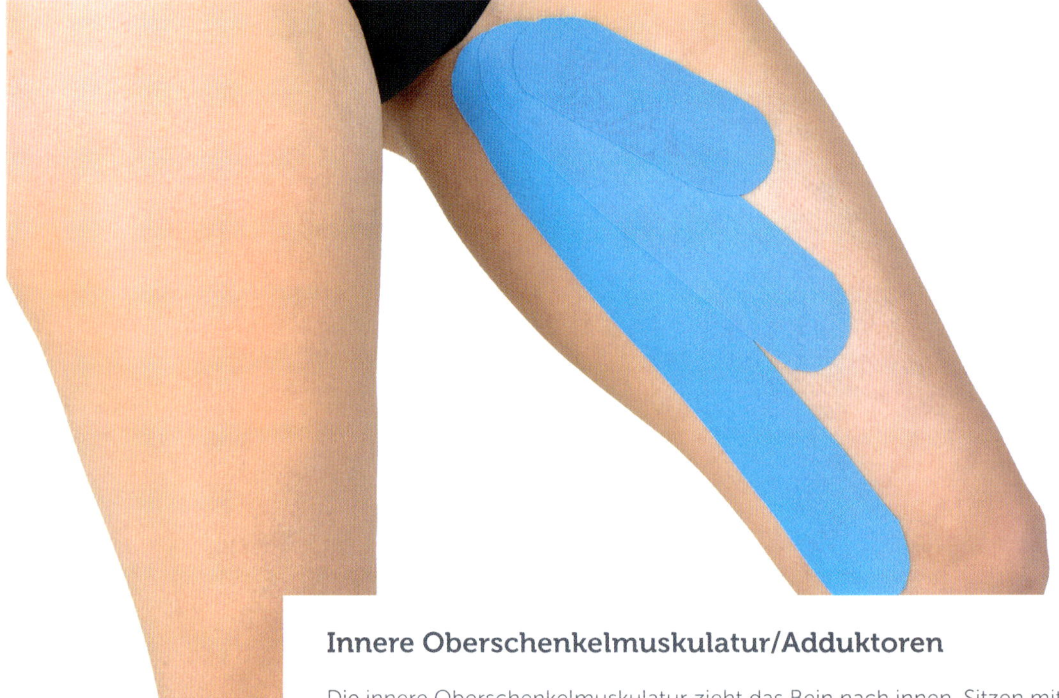

Innere Oberschenkelmuskulatur/Adduktoren

Die innere Oberschenkelmuskulatur zieht das Bein nach innen. Sitzen mit übereinandergeschlagenen Beinen führt zu einer Verkürzung dieser Muskulatur. Unter der Geburt müssen die Beine weit abgespreizt werden. Diese Stellung, die ggf. länger gehalten werden muss, kann zu einer Überbelastung oder Zerrung der Adduktoren führen.

Die Tapeanlage → So funktioniert's

1: **Stellen Sie sich hin. Kleben Sie den Anker des I-Tapes leicht oberhalb des Knies auf die Innenseite des Oberschenkels.**

2: **Spreizen Sie das Bein möglichst weit ab. Kleben Sie den Zügel des Tapes mit leichtem Zug über die Innenseite des Oberschenkels bis zur Leiste. Das Tapeende sollte ohne Zug angelegt werden. Das gesamte Tape wird angerieben und fixiert.**

3: **Um ein Drittel der ersten Tapelänge nach oben und leicht außen versetzt, kleben Sie den Anker des zweiten Tapes und ziehen den Zügel mit leichtem Zug bis zur Leiste. Das dritte Tape wird mit gleicher Technik, wiederum um ein Drittel weiter oben zur Leiste hin, angelegt (kleines Foto). Das Tapeende sollte ohne Zug aufgeklebt werden. Das gesamte Tape wird jeweils angerieben und fixiert.**

Schmerzhafte Region

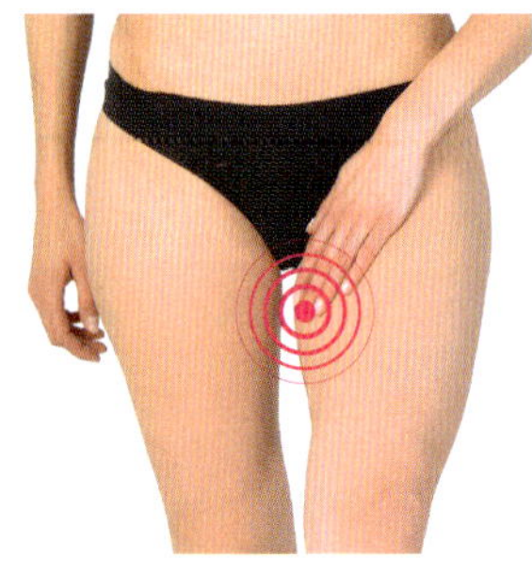

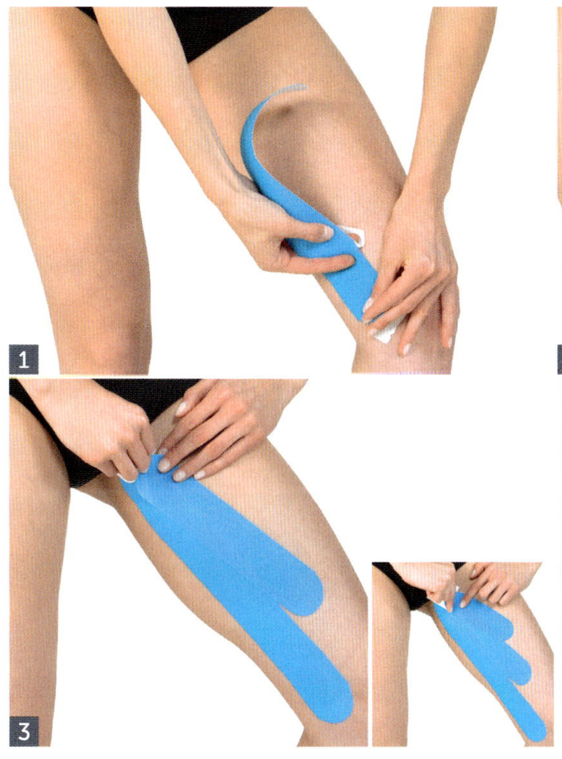

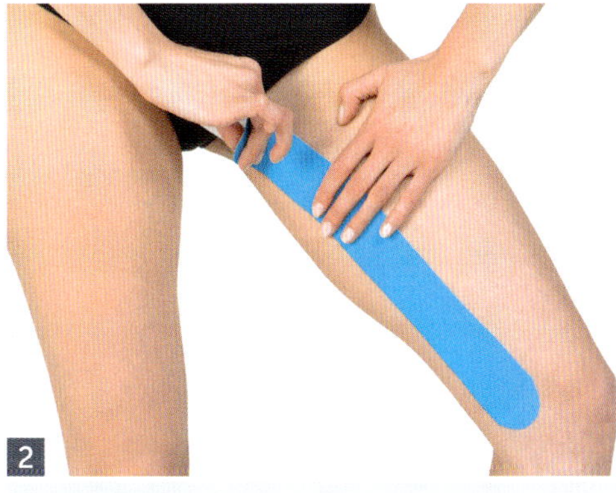

Material: 3 blaue I-Tapes
Breite: jeweils 5 cm
Länge: Messen Sie das erste Tape vom Knie bis zur Leiste aus und ziehen Sie 10 % ab, das zweite Tape vom unteren Drittel des Oberschenkels, das dritte Tape vom oberen Drittel des Oberschenkels zur Leiste hin, ziehen Sie jeweils 10 % ab.
Zugstärke: leicht

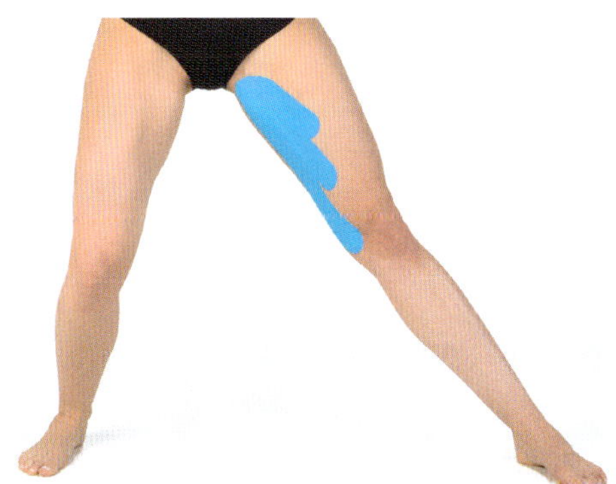

Aktive Übung
Stellen Sie sich aufrecht hin. Um den Muskel zu dehnen, spreizen Sie das Bein weit zur Seite hin ab, dabei bleibt der Fuß auf dem Boden stehen. Halten Sie diese Stellung für mind. 5 Sekunden.

Hinweis › **Wenn Sie gerne mit übereinandergeschlagenen Beinen sitzen, so sollte die vorbeugende Übung vor der Geburt über einen längeren Zeitraum durchgeführt werden, um eine Verletzung/Zerrungen der Adduktoren zu vermeiden.**

Rückbildung – gerade Bauchmuskulatur

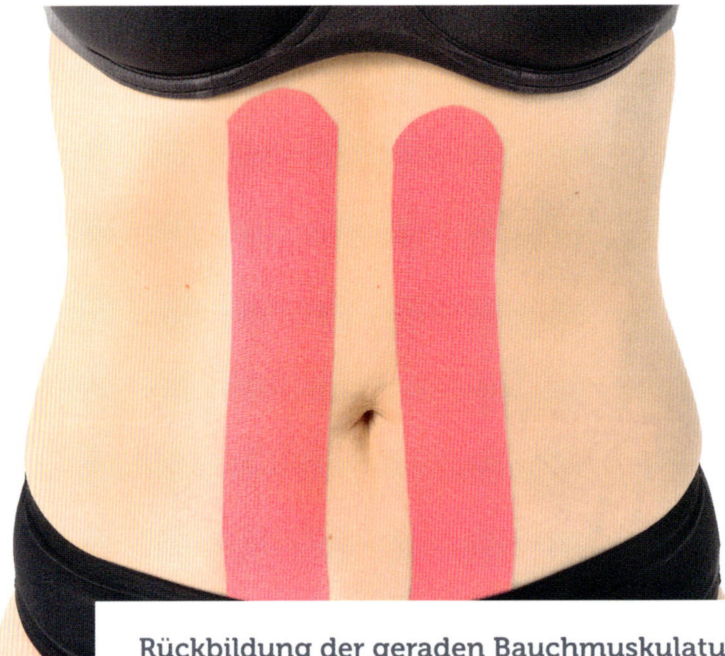

Rückbildung der geraden Bauchmuskulatur

Die gerade Bauchmuskulatur verläuft von der Symphyse bis zum vorderen Rippenbogen, unterhalb der Brust. Durch ihren Verlauf wird die Muskulatur während der Schwangerschaft sehr gedehnt. Nach der Geburt ist die Muskulatur »zu lang« und sollte sich zurückbilden, um ihrer Funktion der Rumpfstabilisation nachzukommen. Daher sollte die Muskulatur aktivierend getapt werden.

Die Tapeanlage → So funktioniert's

1: Stellen oder setzen Sie sich aufrecht hin. Der Anker des ersten roten des I-Tapes wird oberhalb des Rippenbogens auf den Rippen, seitlich der Rektusdiastase angelegt.

2: Neigen Sie sich leicht nach hinten und atmen Sie tief ein. Der Tapezügel wird mit leichtem Zug über die gerade Bauchmuskulatur bis zur Symphyse hin aufgeklebt. Das Tapeende sollte ohne Zug nach unten auslaufen. Das Tape wird angerieben und fixiert.

3: Ein zweites Tape wird mit der gleichen Technik auf der anderen Seite der Rektusdiastase auf der geraden Bauchmuskulatur angebracht. Das Tape wird angerieben und fixiert.

Anatomische Struktur

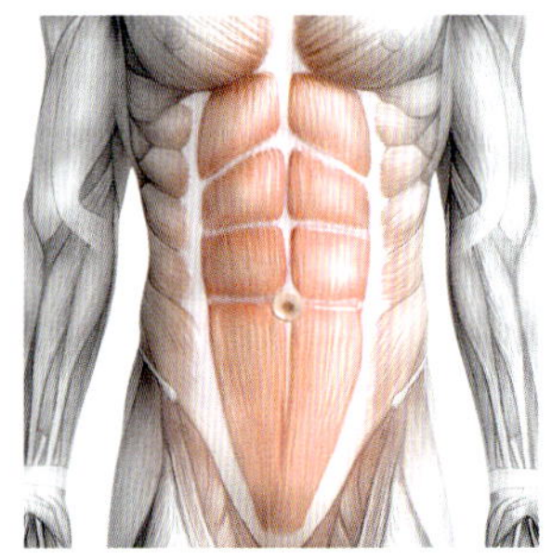

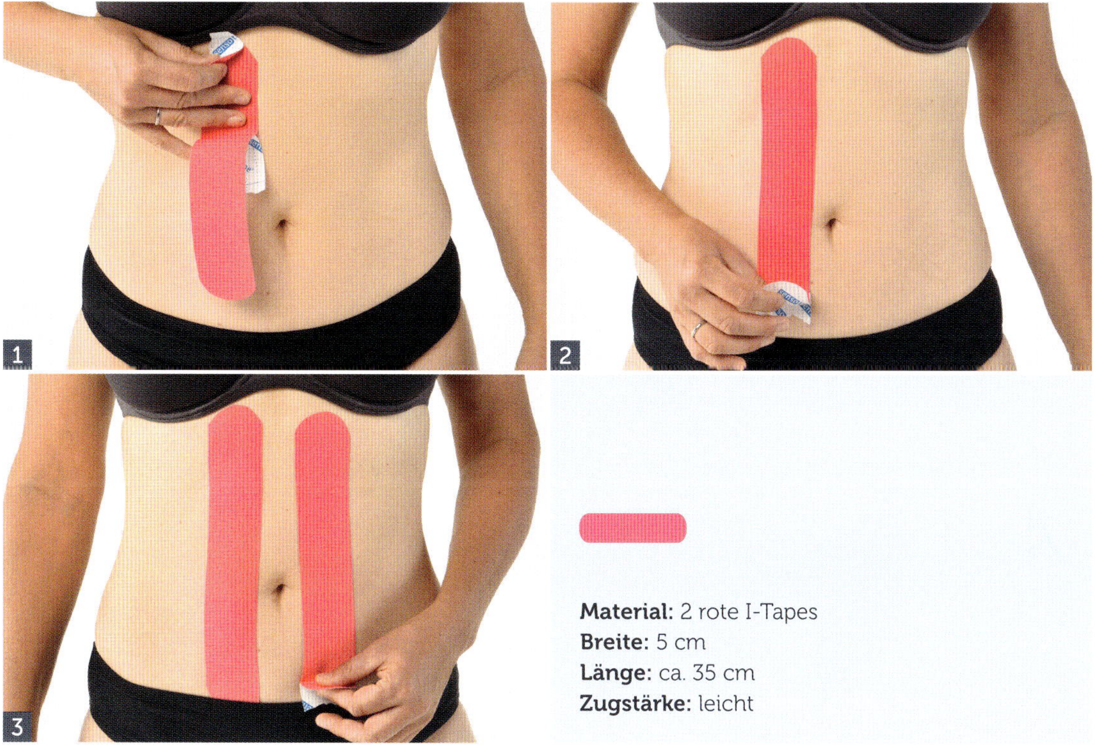

Material: 2 rote I-Tapes
Breite: 5 cm
Länge: ca. 35 cm
Zugstärke: leicht

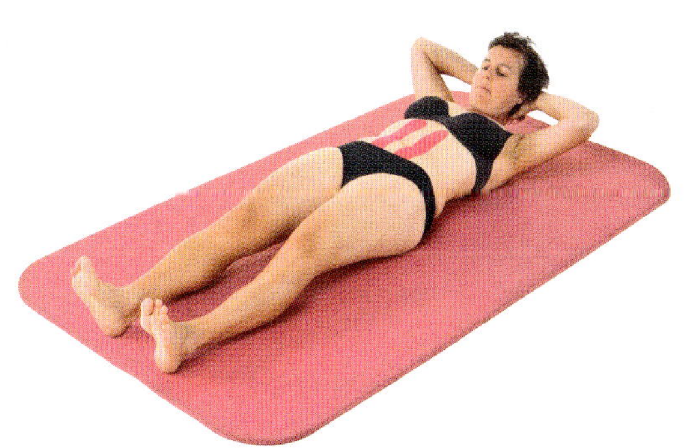

Aktive Übung
Legen Sie sich auf den Rücken. Heben Sie den Kopf und die Schultern leicht von der Unterlage ab. Spüren Sie nach, wann sich Ihre Bauchmuskulatur anspannt. Halten Sie dann diese Stellung kurz und legen Sie sich wieder ab. Wiederholen Sie diese Übung 5- bis 10-mal.

Hinweis › **Bei einem Kaiserschnitt steht die Wundheilung im Vordergrund. Bitte besprechen Sie vorab mit Ihrer Hebamme, ab wann Sie diese Übung durchführen können!**

Sollte die Muskulatur schmerzhaft sein, kann diese Tapeanlage auch mit einem blauen Tape durchgeführt werden.

Rückbildung – schräge Bauchmuskulatur

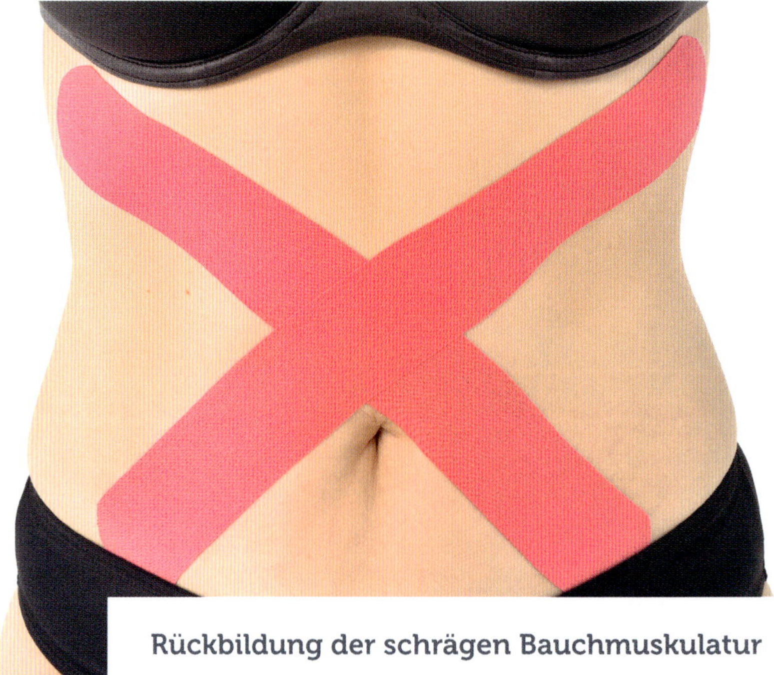

Rückbildung der schrägen Bauchmuskulatur

Die schräge Bauchmuskulatur beugt und dreht den Brustkorb gegen das Becken. Im Weiteren stabilisiert sie den Rumpf. Da unter der Schwangerschaft die Muskulatur sehr gedehnt wird, kann sie ihrer Funktion nach der Geburt zunächst nicht optimal nachkommen. Dann ist es sinnvoll, ein unterstützendes Tape für diese Muskulatur zu verwenden.

Die Tapeanlage → So funktioniert's

1: Stellen oder setzen Sie sich aufrecht hin. Der Anker des ersten roten I-Tapes wird im Bereich der seitlichen Rippen (hier rechts) angelegt.
2: Drehen Sie den Oberkörper nach rechts. Der Zügel des I-Tapes wird mit leichtem Zug diagonal über den Bauch bis zum Leistenband der Gegenseite aufgeklebt. Das Tapeende sollte ohne Zug auslaufen. Das Tape wird angerieben und fixiert.
3: Ein zweites Tape wird mit der gleichen Technik auf der anderen Seite angebracht. Das gesamte Tape wird angerieben und fixiert.

Anatomische Struktur

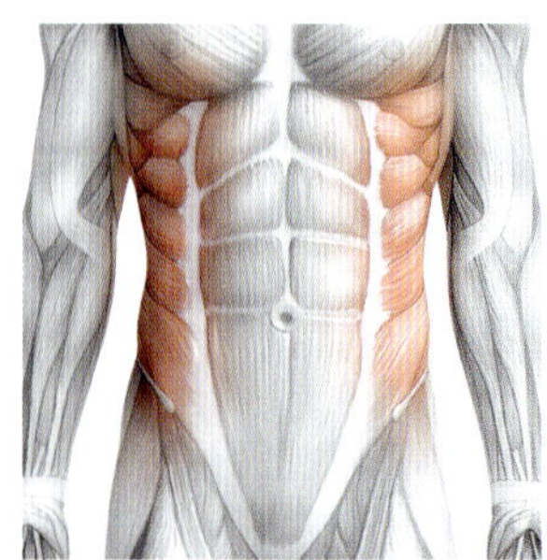

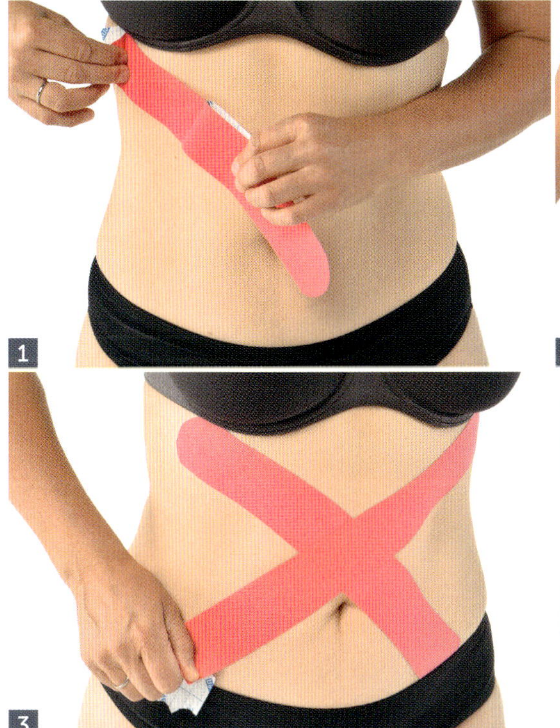

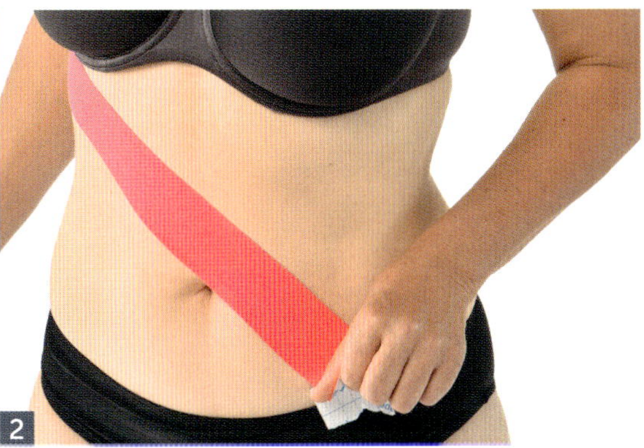

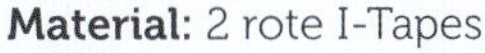

Material: 2 rote I-Tapes
Breite: 5 cm
Länge: ca. 40 cm
Zugstärke: leicht

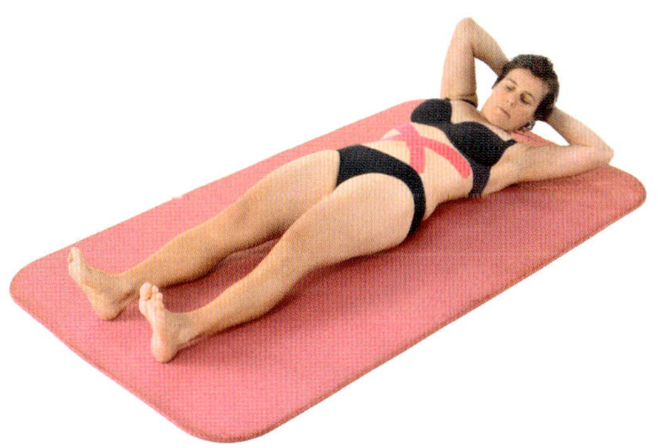

Aktive Übung
Legen Sie sich auf den Rücken. Heben Sie den Kopf, die rechte Schulter und das linke Bein leicht von der Unterlage ab. Spüren Sie nach, wann sich Ihre Bauchmuskulatur anspannt. Halten Sie dann diese Stellung kurz und legen Sie sich wieder ab. Anschließend heben Sie die linke Schulter und das rechte Bein leicht ab. Wiederholen Sie diese Übung 5- bis 10-mal.

Hinweis › Bei einem Kaiserschnitt steht die Wundheilung im Vordergrund. Bitte besprechen Sie vorab mit Ihrer Hebamme, ab wann Sie diese Übung durchführen können!

Diese Tapeanlage kann auch mit einem blauen Tape durchgeführt werden, was eine schmerzlindernde Wirkung auf die Muskulatur hat, aber dennoch aktivierend wirkt.

Rektusdiastase

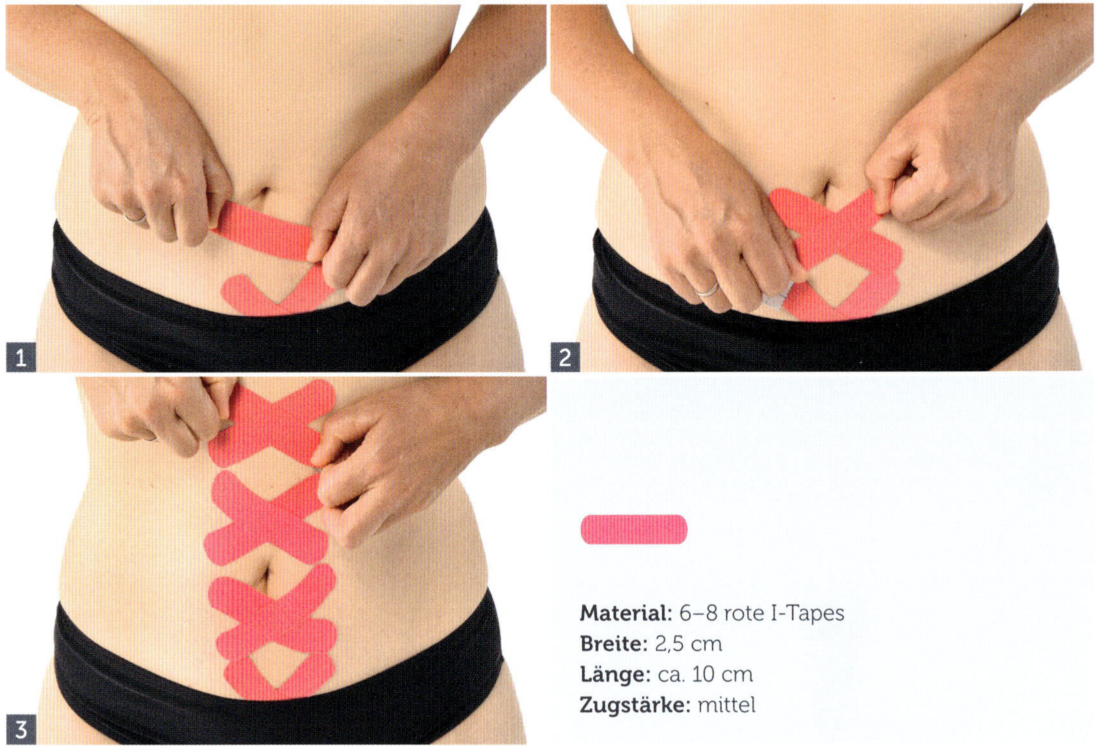

Material: 6–8 rote I-Tapes
Breite: 2,5 cm
Länge: ca. 10 cm
Zugstärke: mittel

Rektusdiastase

Die Rektusdiastase ist die bindegewebige Verbindung zwischen den beiden Muskelsträngen der geraden Bauchmuskulatur. Während der Schwangerschaft kann sich die Rektusdiastase weiten, da die Muskulatur und das Bindegewebe stark gedehnt werden. Damit die gerade und schräge Bauchmuskulatur ihrer Funktion, die Wirbelsäule zu bewegen und den Rumpf zu stabilisieren, wieder bestmöglich nachkommen kann, sollte sich die Rektusdiastase zurückbilden. Im Unterschied zur Tapeanlage der Rektusdiastase während der Schwangerschaft wird hier diagonal getapt, um eine horizontale und vertikale Verkürzung zu erzielen.

Die Tapeanlage → So funktioniert's

1: **Setzen oder stellen Sie sich aufrecht hin. Reißen Sie das Papier in der Mitte ein. Ziehen Sie das Tape mit mittlerem Zug auseinander und kleben Sie das Tape im 45°-Winkel über die Rektusdiastase und angrenzende gerade Bauchmuskulatur. Lassen Sie die Tapeenden ohne Zug auslaufen.**

2: **Ein zweites Tape wird mit gleicher Technik im 90°-Winkel zum ersten Tape aufgeklebt, sodass ein Kreuz entsteht.**

3: **Mit der gleichen Technik werden nun weitere Kreuze im Abstand von ca. 10 cm über die Rektusdiastase angebracht. Das gesamte Tape wird angerieben und fixiert.**

Lochialstau

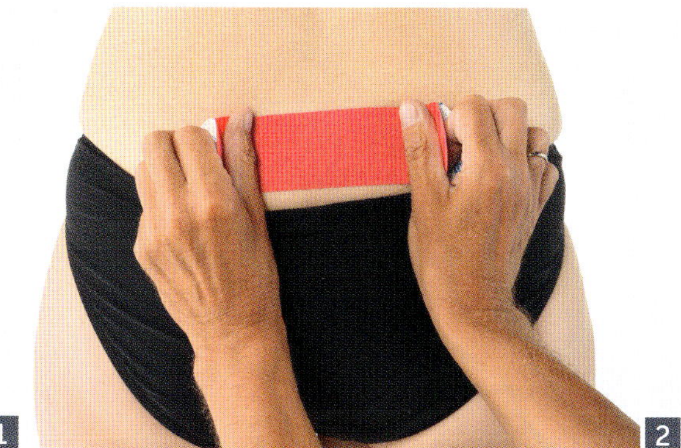
1

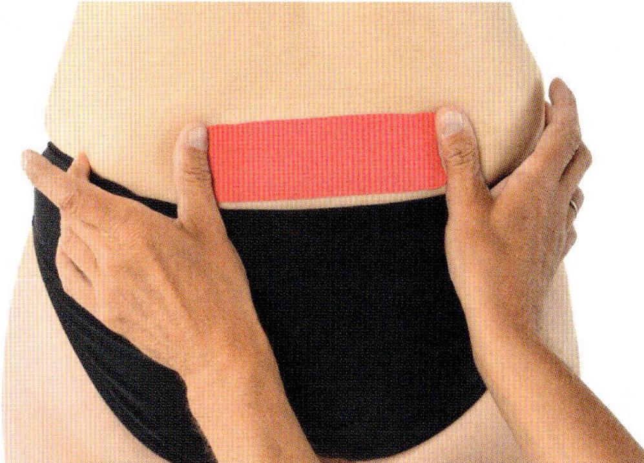
2

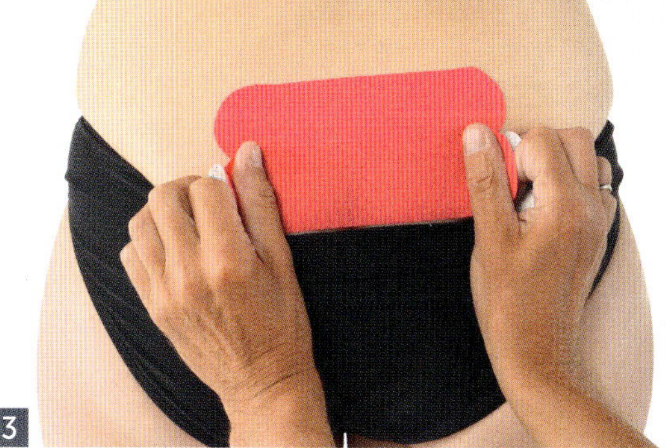
3

Material: 2–3 rote I-Tapes
Breite: 5 cm
Länge: ca. 15 cm
Zugstärke: mittel

Lochialstau

Sollte nach der Geburt ein Lochialstau entstehen, also der Wochenfluss nicht ausreichend aus der Gebärmutter abfließen können, sind Wärmflasche und Bauchlage zunächst das Mittel der Wahl. Es ist aber auch hilfreich, ein aktivierendes, wärmendes Tape im Bereich der parasympatischen Nervenfasern auf dem Kreuzbein anzulegen.

Hinweise › **Lassen Sie sich dieses Tape von Ihrem Partner oder Ihrer Hebamme anlegen.**

Die Tapeanlage → So funktioniert's

1: Setzen oder stellen Sie sich aufrecht hin. Reißen Sie das Papier in der Mitte ein. Ziehen Sie das Tape mit mittlerem Zug auseinander und kleben Sie das Tape mit mittlerem Zug tief über das Kreuzbein.

2: Lassen Sie die Tapeenden ohne Zug auslaufen.

3: Ein zweites Tape wird mit gleicher Technik, leicht überlappend zum ersten Tape, angelegt. Gegebenenfalls kann ein drittes Tape mit gleicher Technik nach oben hin aufgeklebt werden. Das gesamte Tape wird angerieben und fixiert.

Unterstützung der Brustwirbelsäule beim Stillen

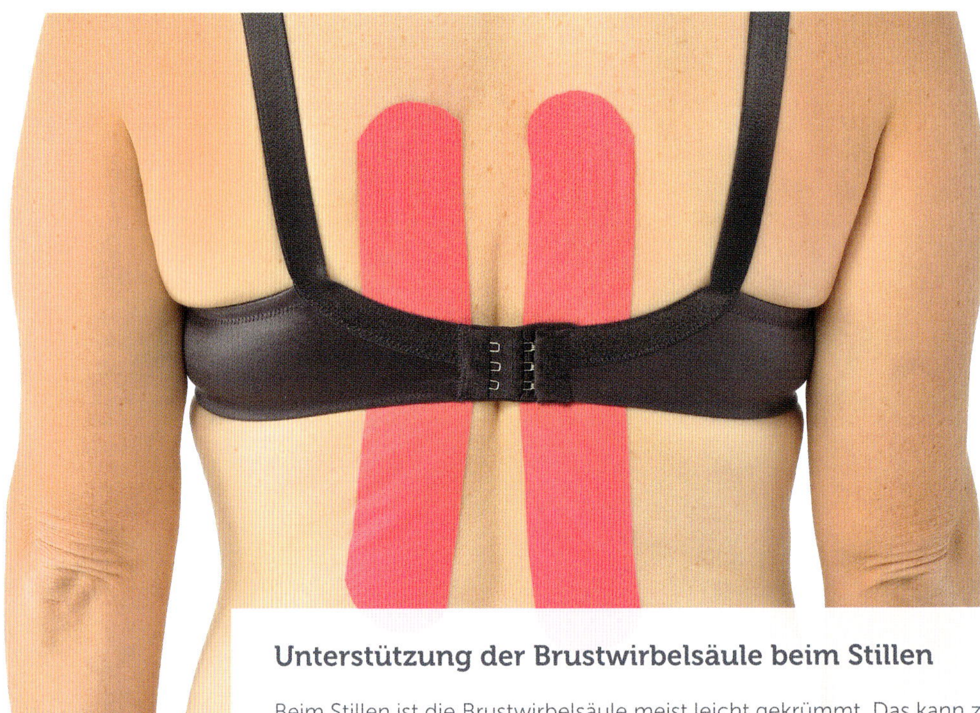

Unterstützung der Brustwirbelsäule beim Stillen

Beim Stillen ist die Brustwirbelsäule meist leicht gekrümmt. Das kann zu Verspannungen und Schmerzen in diesem Bereich führen! Auch durch das Mehrgewicht der Brust kann es leicht zu einer Überbelastung der Rückenmuskulatur und der Bandstrukturen kommen. Daher sollte in diesem Fall ein unterstützendes Tape für die Rückenmuskulatur angelegt werden.

Die Tapeanlage → So funktioniert's

1: **Setzen oder stellen Sie sich aufrecht hin. Kleben Sie den Anker des roten I-Tapes oberhalb der schmerzhaften Region neben die Wirbelsäule auf den Rückenstrecker.**

2: **Beugen Sie den Rumpf etwas nach vorne. Fixieren Sie den Anker und kleben Sie den Zügel des Tapes mit leichtem Zug über die Rückenstrecker parallel zur Wirbelsäule nach unten. Die schmerzhafte Region sollte komplett überklebt werden. Das Tapeende sollte ohne Zug angelegt werden. Das gesamte Tape wird angerieben und fixiert.**

3: **Ein zweites Tape wird mit gleicher Technik auf der rechten Seite der Wirbelsäule angebracht. Das Tapeende sollte ohne Zug aufgeklebt werden. Das gesamte Tape wird angerieben und fixiert.**

Schmerzhafte Region

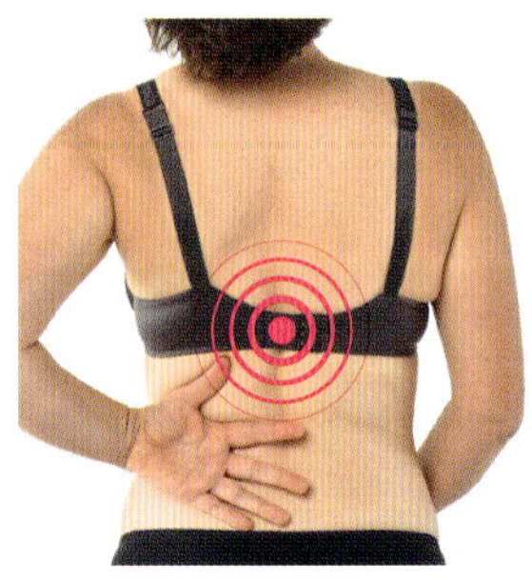

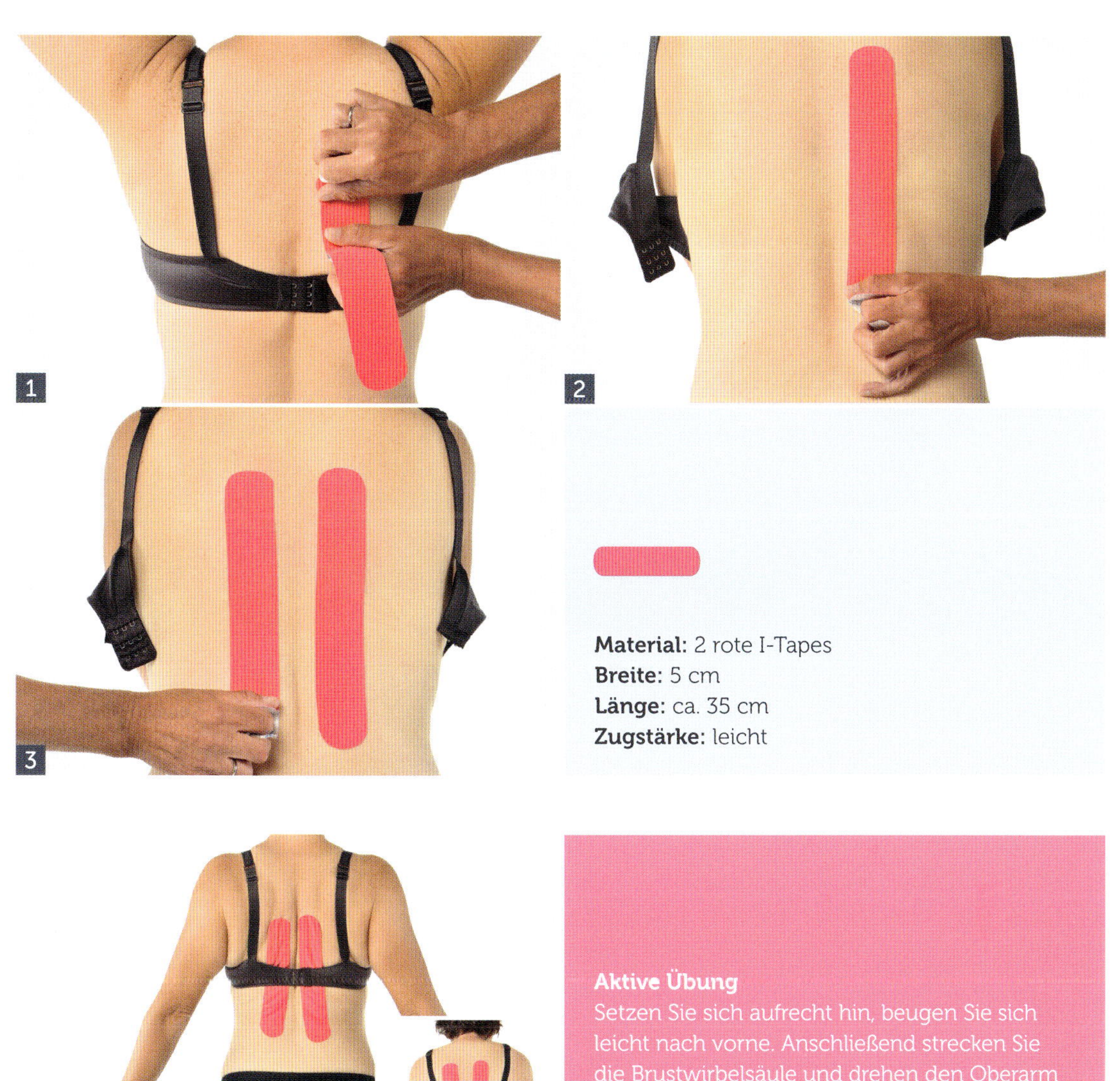

Material: 2 rote I-Tapes
Breite: 5 cm
Länge: ca. 35 cm
Zugstärke: leicht

Aktive Übung
Setzen Sie sich aufrecht hin, beugen Sie sich leicht nach vorne. Anschließend strecken Sie die Brustwirbelsäule und drehen den Oberarm und Unterarm weit nach außen. Entspannen Sie sich wieder und wiederholen Sie diese Bewegung mind. 5-mal.

Hinweis › **Walking oder Schwimmen ist bei Schmerzen im Bereich der Brustwirbelsäule besonders zu empfehlen, da Sie sich bei diesen Sportarten aufrichten und die Wirbelsäule gleichmäßig bewegen und strecken.**

Narben nach Kaiserschnittgeburt

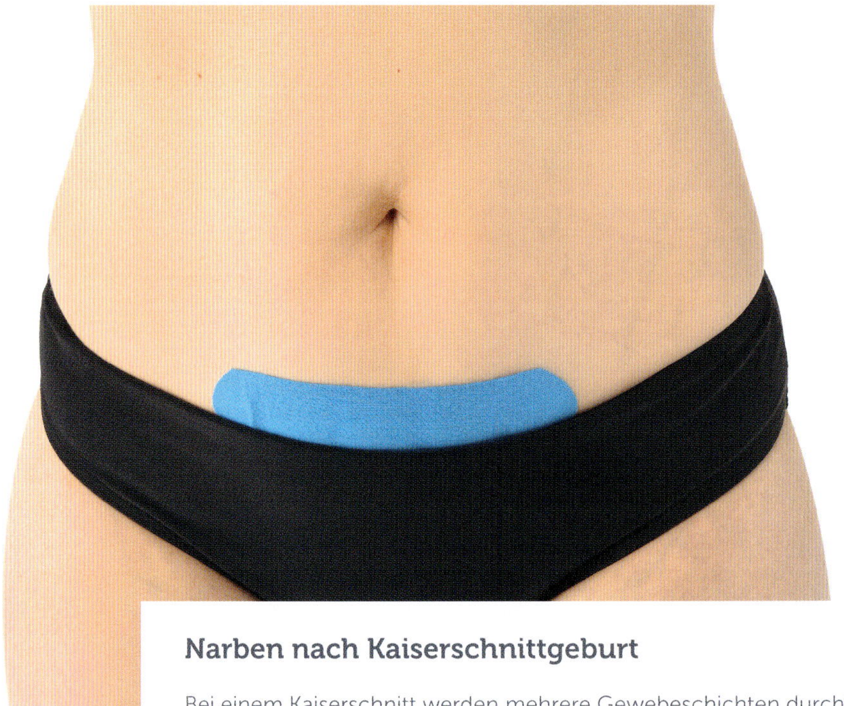

Narben nach Kaiserschnittgeburt

Bei einem Kaiserschnitt werden mehrere Gewebeschichten durchtrennt und nach der Geburt wieder zusammengenäht. Diese Gewebsschichten können miteinander verkleben, sodass eine freie Beweglichkeit der Schichten gegeneinander und somit die Beweglichkeit des Unterbauches und Rumpfs eingeschränkt oder schmerzhaft ist. Um diese Verklebungen zu vermeiden, kann das Tape eingesetzt werden. Durch das Tape werden die oberen Gewebsschichten leicht angehoben und durch leichte Bewegungen reduziert sich das Verklebungsrisiko.

Die Tapeanlage → So funktioniert's

1: Stellen Sie sich aufrecht hin und atmen Sie tief ein, sodass die Narbe leicht gedehnt ist. Kleben die mittleren Zweidrittel der kleinen I-Tapes mit leichtem Zug quer über die Narbe. Die Tapeenden sollen ohne Zug nach oben und unten auslaufen. Legen Sie mehrere Tapes in gleichmäßigem Abstand an. Jedes Tape wird angerieben und fixiert.

2: Kleben Sie den Anker des großen I-Tapes an den Rand der Narbe. Der Anker sollte sich aber nicht auf der Narbe befinden.

3: Wenn es schmerzfrei möglich ist, dehnen Sie die Narbe noch ein wenig mehr (durch Aufrichten und Bauchatmung). Kleben Sie den Zügel des I-Tapes mit leichtem Zug direkt über die Narbe. Die kleinen Quertapes werden somit überklebt. Das Tapeende sollte ohne Zug angelegt werden. Das gesamte Tape wird angerieben und fixiert.

Narbe nach Kaiserschnitt

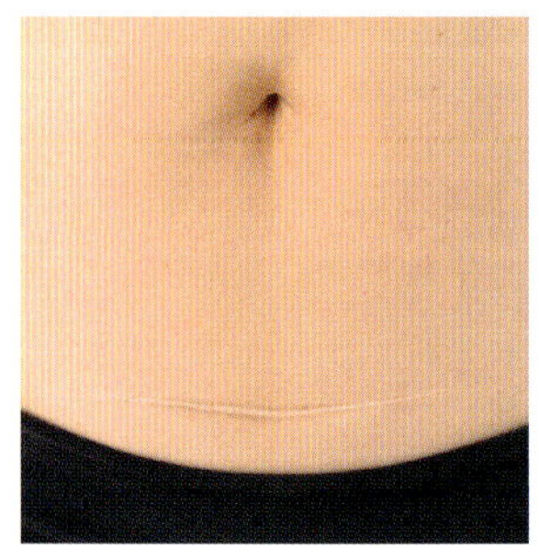

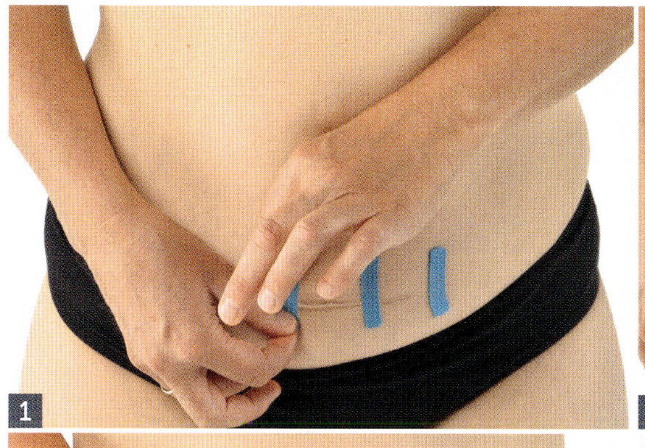

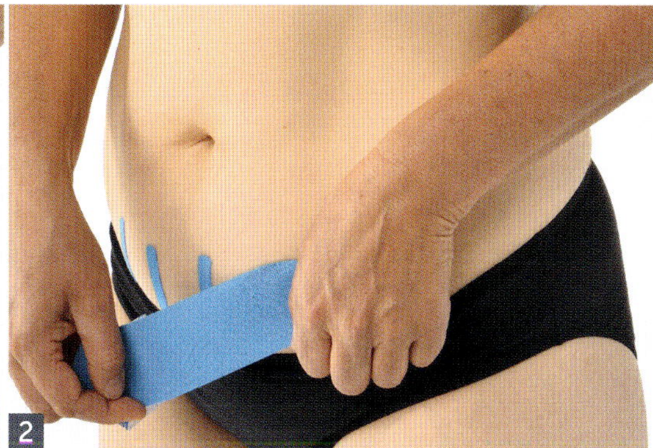

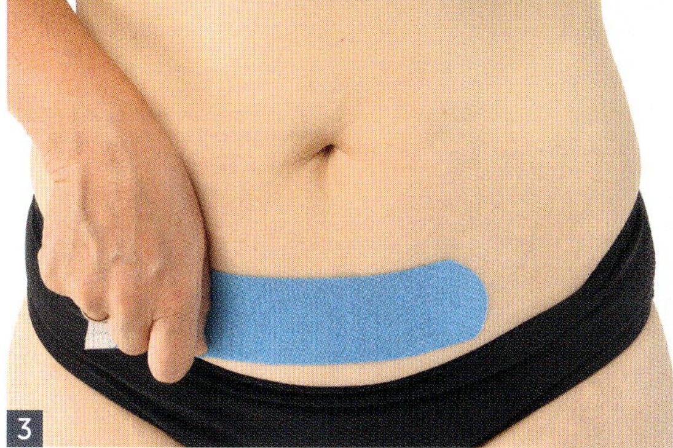

Material: mehrere kleine blaue I-Tapes, 1 großes blaues I-Tape
Breite: kleine Tapes: jeweils 1 cm, großes Tape: 5 cm
Länge: kleine Tapes: jeweils ca. 4 cm, großes Tape: Länge der Narbe plus 5 cm
Zugstärke: leicht

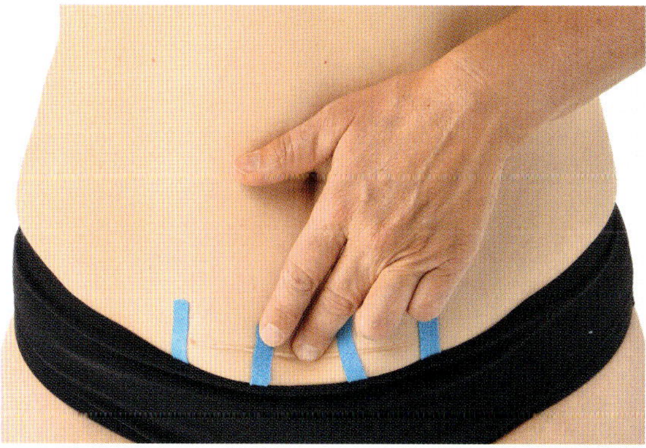

Aktive Übung nach Fadenzug
Stellen Sie sich aufrecht hin. Dehnen Sie die Narbe im Längsverlauf, soweit es nicht schmerzt. Halten Sie diese Position für mind. 5 Sekunden. Wiederholen Sie diese Bewegung an unterschiedlichen Stellen der Narbe.

Hinweis › Die Gewebsschichten können mit den Fingern leicht zur Narbe hin verschoben werden, bei älteren Narben kann das Gewebe in alle Richtungen bewegt werden. Ein Verkleben der Schichten kann somit verhindert und alte Verklebungen können gelöst werden.

Literatur

BENNINGHOFF A. J.: Lehrbuch der Anatomie des Menschen. (1971), Urban Schwarzenberg Verlag, München

BRÜGGER A.: Die Erkrankungen des Bewegungsapparates und seines Nervensystems. (1980), Fischer Verlag, Stuttgart

BUTLER D.: Mobilisation des Nervensystems. (1994), Springer Verlag, Berlin

EBELT-PAPROTNY G.: Leitfaden Physiotherapie. (2017), Elsevier Verlag, München

EVJENTH O., HAMBERG J.: Muskeldehnung – warum und wie? (1980), Bd. 1–2, Remed Verlag, Schweiz

FÖLDI M., STRÖßENREUTHER R.: Grundlagen der manuellen Lymphdrainage. (2003), Urban Fischer Verlag, München

HOCHSCHILD J.: Strukturen und Funktionen begreifen. (2002), Bd. 1–2, Thieme Verlag Stuttgart

KAPANDJI I. A.: Funktionelle Anatomie der Gelenke. (1985), Bd. 1–3, Enke Verlag, Stuttgart

KLEIN-VOGELBACH S.: Funktionelle Bewegungslehre. (1984), Springer Verlag, Heidelberg

KOLSTER B. C., GESING V., HELLER A., WINKELMANN C.,: Handbuch Physiotherapie. (2017), KVM – Der Medizinverlag, Berlin

KREUTZER R., LAEKEMAN M.: Palpation in Vivo. (2016), KVM – Der Medizinverlag, Berlin

KREUTZER R., KOCH-REMMELE C.: Funktionskrankheiten des Bewegungssytems nach Brügger. (2007), Springer Verlag, Heidelberg

KREUTZER R.: Taping. (2015), KVM – Der Medizinverlag, Berlin

KUMBRINK B.: K-Taping – Ein Praxishandbuch. (2009), Springer, Heidelberg

PLATZER W.: Taschenatlas der Anatomie. (1991), Bd. 1, Thieme Verlag, Stuttgart

PFUND R., ZAHND F.: Leitsymptom Schmerz. (2001), Bd. 1–2, Thieme Verlag, Stuttgart

ROTH R.: Senso-Taping®. (2011), KVM – Der Medizinverlag, Berlin

ROTH R.: Bildatlas Senso-Taping®. (2012), Bd. 1–2, KVM – Der Medizinverlag, Berlin

ROTH R.: Taping – Der große Bildatlas kinesiologisches Tapen. (2018), KVM – Der Medizinverlag, Berlin

VALERIUS K.-P., FRANK A., KOLSTER B. C., HAMILTON C., LAFONT E. A., KREUTZER R.: Das Muskelbuch. (2014), KVM – Der Medizinverlag, Berlin

VAN DEN BERG F.: Angewandte Physiologie. (1999), Bd. 1–3, Thieme Verlag, Stuttgart

WOLF U.: Angewandte Manuelle Therapie. (2001), Bd. 1–2, Urban und Fischer Verlag, München

Index